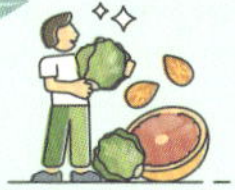

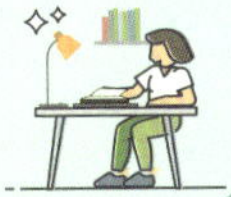

漫话内分泌

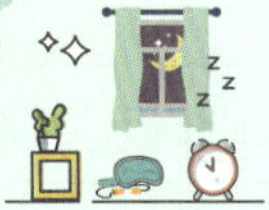

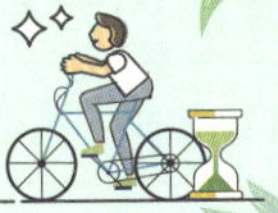

何万辉　王文英　简小兵　主编

科学技术文献出版社
SCIENTIFIC AND TECHNICAL DOCUMENTATION PRESS
·北京·

图书在版编目（CIP）数据

漫话内分泌 / 何万辉, 王文英, 简小兵主编.
北京：科学技术文献出版社, 2025. 5. -- ISBN 978-7
-5235-2350-6

Ⅰ. R58

中国国家版本馆 CIP 数据核字第 2025EA1962 号

漫话内分泌

策划编辑：孔荣华　责任编辑：吕海茹　责任校对：王瑞瑞　责任出版：张志平

出　版　者	科学技术文献出版社	
地　　　址	北京市复兴路15号　邮编 100038	
编　务　部	（010）58882938，58882087（传真）	
发　行　部	（010）58882905，58882868	
邮　购　部	（010）58882873	
官 方 网 址	www.stdp.com.cn	
发　行　者	科学技术文献出版社发行　全国各地新华书店经销	
印　刷　者	北京地大彩印有限公司	
版　　　次	2025 年 5 月第 1 版　2025 年 5 月第 1 次印刷	
开　　　本	880×1230　1/32	
字　　　数	126 千	
印　　　张	6	
书　　　号	ISBN 978-7-5235-2350-6	
定　　　价	56.00 元	

版权所有　违法必究

购买本社图书，凡字迹不清、缺页、倒页、脱页者，本社发行部负责调换

编委会

主　编
何万辉　王文英　简小兵

副主编
邓伟明　李慧枝　李宝玲　陈丽兰

编　委（按姓氏拼音排序）
陈丽兰　陈玉玲　邓冬梅　邓伟明　邓杏梅
方惠玉　何万辉　黄玉琼　简小兵　黎春花
李宝玲　李慧枝　梁　源　林春挺　汪　锋
王文英　谢恬恬　谢心蕙　叶伟平　朱　珠

前　言

随着时代变迁、日常生活工作模式变化，以糖尿病为代表的内分泌紊乱、新陈代谢紊乱疾病逐渐成为我们身边的常见病、多发病。这些疾病都有一些共同特点：发病隐匿、进展缓慢、并发症和合并症病情复杂、需要医患双方高度配合和规范的全程管理。这意味着，不但医护人员需要与时俱进、时刻掌握医学科技最新进展并适时运用到诊疗工作中，患者及其家人也需要与时俱进，多了解一些疾病相关的基本常识。这样医患双方"双向奔赴"、同心协力，才可获得最佳诊疗效果。

我们医护团队在日常诊疗工作中，会遇到形形色色的真实案例。这些案例病情轻重各异，但往往也都有一个共同特点——患者对一些与疾病相关的基本常识不了解、不理解，甚至存在误解，从而难以配合诊疗工作的开展，轻则延误诊治时机，重则推动病情进展。

近年来，科普工作的重要性日益受到重视。我们医护团队也一直在思考如何将深奥的科学理论、复杂的医学知识、晦涩的专业术语——转化为通俗易懂的文字、话语，传递给非医学专业的大众，让大家能够轻松地掌握一些医学常识。

为此，我们从日常工作中的亲身经历出发，结合一些最新发布的权威文献资料，尝试以真实的个案病例、有趣的故事、活泼的语言文字为广大读者呈献一本语言文字具有可读性、故事经验具有可参考性、知识技巧具有可操作性的科普读物。

目 录

第一章　糖尿病的概况 ··· 1
为什么会得糖尿病？糖尿病离我们遥远吗？ ············ 2
糖尿病有六种类型，你知道吗？ ·························· 5
解读口服葡萄糖耐量试验与糖尿病诊断标准 ············ 8
没有"三多一少"症状，不代表没有糖尿病 ············ 14
家人得了糖尿病，我也要筛查一下吗？ ················ 19

第二章　糖尿病并发症 ·· 23
血糖过高引起酮症酸中毒？ ······························ 24
情绪反常闹脾气，当心糖尿病高渗性高血糖状态昏迷！ ··· 30
低血糖症，不是少吃一顿饭的事 ·························· 35
出现视力下降，当心糖尿病性视网膜病变！ ············ 40
糖尿病性肾脏病，悄悄掏空糖友身体的窃贼 ············ 44
足趾麻木竟然是截肢的先兆？谨防糖尿病性神经病变 ····· 52
再认识糖尿病性神经病变 ·································· 56
溃疡、坏疽、截肢的元凶，糖尿病性下肢动脉病变 ······ 59
糖尿病足，糖尿病严重的慢性并发症之一，糖友须谨慎！ ··· 66

糖尿病与感染，一场风与火交织的灾难 …………… 71
糖友的头号杀手——心血管疾病 ………………… 77

第三章　糖尿病的管理……………………………… 83
"五驾马车"，糖尿病管理与治疗的五大核心措施 …… 84
我的健康我做主，糖友的自我管理 ……………… 89
饥饿来袭，糖友该如何应对？ …………………… 92
控制饮食，少吃饭就可以了吗？ ………………… 94
日啖荔枝三百颗？糖友吃荔枝风险大！ ………… 96
美酒当前诱惑大，危害更大！ …………………… 98
血糖高，能运动么？ ……………………………… 100
糖尿病合并其他疾病该如何运动？ ……………… 109

第四章　降糖药物…………………………………… 115
二甲双胍，神药乎？毒药乎？了解清楚，不会晕乎乎 …… 116
磺脲类与格列奈类药物之间的"相爱相杀" …………… 121
与糖共舞，以糖攻糖，用"糖"来治疗糖尿病 ………… 124
谈谈列净类药物治疗糖尿病的途径 ……………… 127
解读中医治病的若干原则 ………………………… 131
破解"偏方""秘方"误区 …………………………… 135

第五章　闲话"甲"常 ·········· 141

吃得多还瘦了？先别高兴得太早！ ·········· 142

勿让甲状腺激素"狂飙"，防范甲状腺危象的小技巧 ······ 146

两种容易混淆的甲状腺疾病，误诊误治遗祸不浅 ········ 152

第六章　解密"酸痛" ·········· 157

脚踝挤出"牛奶"，竟是痛风惹的祸！ ·········· 158

痛风石，不是"一刀切"就可根治的 ·········· 162

合理降尿酸，不是随便吃一片药的事 ·········· 166

痛风患者，请对高嘌呤食物、含果糖食物说"不" ······· 169

不忌口成千古恨，吃错水果反伤身 ·········· 171

参考文献 ·········· 179

第一章
糖尿病的概况

在这一章里,我们将带领读者了解什么是糖尿病、糖尿病有哪些类型、糖尿病该如何早期发现、早期诊断。让我们一起看看这个"糖衣炮弹"的构造吧。

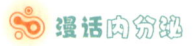

为什么会得糖尿病？糖尿病离我们遥远吗？

何万辉　撰写

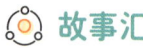
故事汇

强哥年过不惑，正值事业和家庭两得意之际，却被手上的体检报告"泼了一桶冷水"——连续 2 年的体检结果都显示血糖大于 7.0 mmol/L。带着满腹疑惑，强哥来到了内分泌专科门诊。医生详细询问病史等情况后，安排强哥进行口服葡萄糖耐量试验和胰岛素 C 肽释放试验等一系列相关检查。结果显示，强哥患上了 2 型糖尿病。此时强哥内心郁闷得快炸开了——从来不喜欢吃任何甜品，而且烟酒不沾的自己，怎么会得糖尿病呢？

德仔 8 岁，活泼好动，身体粗壮结实，新年过后，原本精力充沛的德仔却感觉疲倦乏力，整天在沙发上"葛优躺"。起初父母以为德仔是因为新年期间玩得太疯、作息不规律没休息好，但后来逐渐发现孩子几乎整天不停地喝水和上厕所，食量却日渐减少，精神状态甚至一日不如一日。随后，父母把德仔带到医院就诊，经过血液、尿液检查发现德仔血糖高达 21 mmol/L、血 β- 羟基丁酸 5.3 mmol/L、尿糖和尿酮体都呈强阳性。原来德仔患上了糖尿病。内分泌科医生接诊后，进行了进一步的检查，最终明确德仔患的是 1 型糖尿病。

这时,德仔的父母陷入了无尽的苦恼与困惑之中——整个家族里没有一个糖尿病患者,儿子身体状况一向"杠杠的",怎么会突然患了这种"老年病"呢?

科普知识

1. 糖尿病是什么?

糖尿病是一组常见的以葡萄糖和脂肪代谢紊乱、静脉血浆葡萄糖水平增高为特征的代谢性内分泌疾病。简单来说,糖尿病患者血液里葡萄糖含量明显高于正常人。糖尿病患者的全身上下各个器官、各个细胞都无时无刻不"浸泡"在"糖水"里,随着高血糖程度加重、高血糖时间延长,各个器官、各个细胞都会被"糖水"泡坏,从而导致一系列的病态表现。

2. 糖尿病是怎样发生的呢?

糖尿病的病因非常复杂。糖尿病可分为多种类型,不同类型糖尿病的病因各不相同(本书后续章节将详细介绍)。总体而言,糖尿病的发生、发展都是因为缺乏胰岛素。任何原因使胰岛素在"数量"上的减少,或者在"质量"上的下降,都会导致糖尿病的发生。

3. 糖尿病远在天边,还是就在身边?

随着社会发展,我国糖尿病的患病率呈现逐年上升趋势。1980年,我国糖尿病患病率调查结果显示糖尿病患病率为0.67%。此后,1986年、1994年、2002年、2007年、2008年、2010年、2013年,我国都分别进行了糖尿病患病率调查,结果显示全国糖尿病患病率从 1.04% 逐渐上升至 10.4%！2015 年至 2017 年中华医学会再次在全国 31 个省、自治区、直辖市进行调查，结果显示我国 18 岁及以上人群糖尿病患病率高达 11.2%！简单理解就是，我们身边平均每 10 个人里，就至少有 1 个人患上了糖尿病。例如上文提到的强哥，他就是我们身边 10 个人里的那 1 个糖尿病患者。

儿童糖尿病的患病情况也不容乐观。我国学者分别在 2014 年、2016 年报道了我国儿童 1 型糖尿病的发病率，结果显示我国儿童 1 型糖尿病发病率为 2/10 万～ 5/10 万。但近年来，5 岁以下儿童，1 型糖尿病发病率正以平均每年 5%～ 34% 的速度上升，这表明儿童 1 型糖尿病发病呈低龄化趋势。由此可见，类似德仔的病例，将会不断在我们身边出现。

所以，糖尿病已经来到我们的身边，糖尿病离我们并不遥远。然而更令人担忧的是，在患病率逐渐增加的形势下，我国糖尿病患者的知晓率低、治疗率低、控制率低，并且这种现象存在明显的城乡差距——在农村地区，糖尿病患者的知晓率、治疗率、控制率明显低于城市。2013 年调查结果显示，我国糖尿病患者的知晓率为 36.5%、治疗率为 32.2%、控制率为 49.2%。由此可见，有大量的糖尿病患者不知道自己得了糖尿病，有大量的糖尿病患者没有得到治疗，有大量的糖尿病患者的病情没有得到有效控制！

所以，推广糖尿病相关科学知识、提高大众对糖尿病的认知水平，从而让更多糖尿病患者及早发现、及时诊断、早期治疗、妥善控制病情，任重道远！

糖尿病有六种类型，你知道吗？

何万辉　撰写

故事汇

前文再续，书接上回。

我们讲到强哥得知自己患上了 2 型糖尿病，内心郁闷无比。原来，强哥生于一个"糖友之家"——父母都有 2 型糖尿病（糖尿病患者俗称糖友）。因为父母有糖尿病，所以强哥很早就了解过糖尿病的一些相关知识，知道饮食与糖尿病的关系密切。因而日常生活中，强哥一向注意避免高糖饮食，与糕点、雪糕、果汁、汽水、奶茶等高含糖量的食品通通"绝缘"。然而，强哥从事企业管理工作，日常工作是坐在办公室准备各种文案，加班熬夜是"家常便饭"。主诊医生指出，强哥有多项罹患 2 型糖尿病的危险因素——直系亲属有糖尿病病史、生活作息不规律、以静坐为主的工作方式、体型肥胖且存在高脂血症。但是，因为 2 型糖尿病具有起病慢、在发病早期口干多饮等症状不典型的特点，所以强哥虽然连续 2 年体检都发现空腹血糖升高且已经达到糖尿病诊断标准，但仍无明显不适。幸好强哥每年都有定期进行健康体检，能及时发现血糖异常从而在疾病早期即得到及时诊断、妥善治疗。

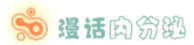

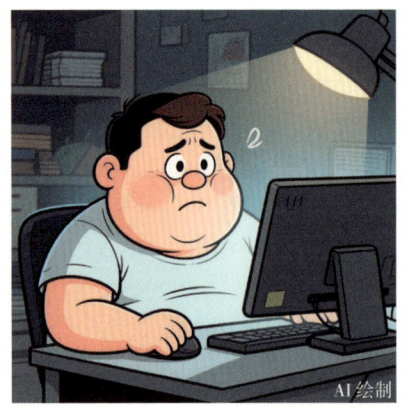

在另一边，德仔的父母正为儿子患了糖尿病而感到苦恼、困惑——孩子年纪这么小，怎么会得了"老年病"呢？主管医生给德仔的父母讲解，德仔罹患的是1型糖尿病。与2型糖尿病不同，1型糖尿病好发于儿童、青少年。我国调查结果显示，1型糖尿病的发病年龄高峰在10～14岁，新发病患者中约60%是年龄在30岁以下的人。由此可见，糖尿病并非老年人的"专利"。

科普知识

糖尿病有多少种类型？不同时期、不同学术团体、不同专家的观点不尽相同。2022年起，我国学术界把糖尿病分为六种类型：1型糖尿病、2型糖尿病、妊娠期糖尿病、单基因糖尿病、继发性糖尿病、未定型糖尿病。在日常生活中，糖尿病患者仍然以1型糖尿病和2型糖尿病为主。在这里，我们准备给大家详细讲解一下1型糖尿病和2型糖尿病的特点。

1. 1型糖尿病

1型糖尿病是由胰岛β细胞遭到破坏、胰岛素分泌缺乏所致，特征是胰岛β细胞功能差，甚至完全丧失，患者需要终身依赖胰岛素治疗。如上文所述，1型糖尿病通常发生在30岁以下人群中，不过也有30岁以上的新发病患者。按照起病的缓急程度，1型糖尿病还可以细分为暴发性、经典性和缓发性三种亚型。其中暴发性1型糖尿病和经典性1型糖尿病患者都会在比较短时间内出现口干多饮、多尿、多食易饥、体重下降等症状，容易出现糖尿病酮症。其中暴发性1型糖尿病患者发病更为急骤，可以在发病1周内出现糖尿病酮症酸中毒。而缓发性1型糖尿病，其发病特点是起病比较缓慢。在疾病早期阶段，缓发性1型糖尿病患者的表现可与2型糖尿病相似，从而具有很大的"迷惑性"。

2. 2型糖尿病

2型糖尿病是由胰岛素抵抗和胰岛素分泌相对不足所致，特征是在疾病早期、中期胰岛β细胞功能尚存在。患者在疾病早期可不依赖胰岛素治疗。2型糖尿病通常发生在体型偏胖、存在高脂血症等代谢紊乱的大龄人群中。2型糖尿病起病缓慢，早期口干多饮、多尿、多食易饥、体重下降等症状不明显。但2型糖尿病患者可能会有明确的家族史，常有黑棘皮病、高血压、血脂异常、代谢综合征、多囊卵巢综合征等病史。

简单来说，就是1型糖尿病患者的胰岛β细胞完全丧失分泌胰岛素的能力；2型糖尿病患者的胰岛β细胞还有一部分残存的分泌胰岛素的功能，但患者身体对胰岛素的敏感性下降了（存在胰岛素抵抗）。这就是1型糖尿病和2型糖尿病最根本的区别。

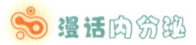

解读口服葡萄糖耐量试验与糖尿病诊断标准

何万辉　撰写

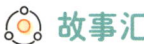
故事汇

前文再续，书接上回。

幸好糖尿病是在早期被发现的，强哥的病情尚轻，在专科护士指导下进一步优化饮食和运动治疗方案后，只需简单服用一点药物就把血糖控制达标了。强哥也乐观面对，没有把这事遮遮掩掩。某天晚上，跟三两哥们儿小聚闲聊，说起自己刚查出了糖尿病的事。座上一位"老铁"说道："既然连续 2 次体检都发现空腹血糖＞ 7.0 mmol/L，就说明糖尿病的帽子已经戴得妥妥的了。医生还让你去喝那杯葡萄糖水、再抽几次血，不是多此一举吗？况且，既然明知血糖升高了，还喝葡萄糖水，不会给身体带来更多负担、损伤吗？"乍听起来还有点道理，所以强哥这次复诊时特意向主诊医生提出这个疑问："都怀疑我得了糖尿病，怎么还让我去喝葡萄糖水呢？"

要解答这个问题，就要从糖代谢状态分类、糖尿病诊断标准说起。

科普知识

1. 糖代谢状态分类

我们判断一个人的血糖是否正常，必须依据静脉血浆葡萄糖的数值来做出判断。因此，除非另有提示，本文所提到的血糖都是指静脉血浆葡萄糖。1999 年，世界卫生组织对不同糖代谢状态做出了如下界定。

（1）正常血糖

正常人的血糖是指空腹血糖＜ 6.1 mmol/L，且糖负荷后 2 小时血糖＜ 7.8 mmol/L。

（2）糖尿病前期

糖尿病前期包括两种情况：空腹血糖受损和糖耐量异常。

空腹血糖受损是指空腹血糖≥ 6.1 mmol/L 但＜ 7.0 mmol/L，且糖负荷后 2 小时血糖＜ 7.8 mmol/L。

糖耐量异常是指空腹血糖＜ 7.0 mmol/L、糖负荷后 2 小时血糖≥ 7.8 mmol/L 但＜ 11.1 mmol/L。

（3）糖尿病

糖尿病患者的血糖是指空腹血糖≥ 7.0 mmol/L 或糖负荷后 2 小时血糖≥ 11.1 mmol/L。

2. 糖尿病诊断标准

世界卫生组织做出的是糖代谢状态的界定，而不是糖尿病诊断标准的界定。与很多常见疾病相似，糖尿病诊断需要结合病史、临床表现、检验检查结果等多方面因素进行综合判断。根据中华医学会糖尿病学分会制定的标准，糖尿病的诊断应当是具有口干多饮、

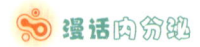

多尿、多食易饥、体重下降等典型糖尿病症状时,加上以下四项中任意一项:a. 随机血糖 ≥ 11.1 mmol/L;b. 空腹血糖 ≥ 7.0 mmol/L;c. 口服葡萄糖耐量试验的糖负荷后 2 小时血糖 ≥ 11.1 mmol/L;d. 糖化血红蛋白 ≥ 6.5%。

我国目前医学院校通用教科书和中华医学会糖尿病学分会发布的临床指南都强调,对于无口干多饮、多尿、多食易饥、体重下降等糖尿病症状的患者,当血糖数值仅仅超出上述诊断标准时,不能立即诊断为糖尿病,应当择期再次复查。

3. 口服葡萄糖耐量试验

口服葡萄糖耐量试验(oral glucose tolerance test,OGTT)对判断患者糖代谢状态和诊断糖尿病均具有重要意义。我国调查研究结果显示,如果仅查空腹血糖,会漏诊较多糖尿病患者。因此中华医学会推荐同时进行空腹血糖检测、口服葡萄糖耐量试验糖负荷后 2 小时血糖检测、糖化血红蛋白检测以提高糖尿病诊断的准确率。口服葡萄糖耐量试验是指将 75 g 无水葡萄糖(或含结晶水葡萄糖 82.5 g)溶于 250 ~ 300 mL 饮用水中,于 5 分钟内饮完。从饮第一口时开始计算时间,按照临床诊疗所需,在不同时间点进行抽血送检。

4. 胰岛素、C 肽释放试验

胰岛素、C 肽释放试验是判断患者胰岛 β 细胞功能的重要措施之一,对糖尿病分型诊断(尤其在判断 1 型糖尿病、2 型糖尿病方面)具有重大意义。临床上,胰岛素、C 肽释放试验常与口服葡萄糖耐量试验同步进行。一般情况下,我们安排患者在空腹状态下抽血送检血糖、胰岛素和 / 或 C 肽。然后按照口服葡萄糖耐量试验标准饮葡萄糖溶液，随后根据实际所需分别在 0.5 小时、1 小时、2 小时、3 小时等不同时间点抽血送检血糖、胰岛素和 / 或 C 肽。医生通过对比服葡萄糖前后血糖、胰岛素、C 肽水平的变化，可以对患者胰岛 β 细胞功能做出评估，从而有助于明确糖尿病的类型。

5. 糖化血红蛋白

糖化血红蛋白是血红蛋白发生非酶糖化的产物，能反映患者过去 2～3 个月内平均血糖水平，是目前评价糖尿病患者血糖控制状况的金标准。近年来，糖化血红蛋白在诊断糖尿病方面的价值也得到证实。因此，包括美国糖尿病学会、世界卫生组织、中华医学会糖尿病学分会等在内的国内外学术组织都先后把糖化血红蛋白 ≥ 6.5% 作为糖尿病的补充诊断标准。

6. 诊断糖尿病时的误区

（1）以毛细血管血糖代替静脉血浆葡萄糖

毛细血管血糖是采集手指（或足趾）末梢毛细血管内血液，将血液样本全部滴在血糖试纸上，由快速血糖仪进行检测分析后获得的葡萄糖浓度值。静脉血浆葡萄糖是采集静脉血，然后进行离心处理，分离出血浆，再抽取血浆成分放置在检测试剂里，由专用生化分析仪检测后获得的葡萄糖浓度值。毛细血管血糖检测的样本是全血，静脉血浆葡萄糖检测的样本是血浆，两者具有明显差别。而且两种检测方法所使用的检测仪器、试剂有天壤之别。所以毛细血管血糖的数值与静脉血浆葡萄糖的数值之间总是有一定差距。综合考虑成本与操作便利性，毛细血管血糖只适用于日常病情监测，而不能作为诊断糖尿病的标准。

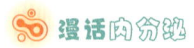

（2）只看检验报告数值，不看人

就像故事汇里强哥的那位"老铁"一样，他只关注到强哥有 2 次空腹血糖超过 7.0 mmol/L，但似乎没留意到强哥一直以来都没有明显的糖尿病症状。相比之下，接诊医生除了留意到强哥一直以来没有糖尿病症状，还注意到 2 次血糖数值仅仅略高于 7.0 mmol/L。所以没有立刻给强哥戴上糖尿病的"帽子"，更没有立即开出降糖药物处方，而是进行全面口服葡萄糖耐量试验、胰岛素释放试验、C 肽释放试验、糖化血红蛋白测定、糖尿病自身抗体检测等相关检查。所有检测结果都复核后，能够明确诊断了，医生才开出处方。这样下来，治疗措施更能切合强哥的实际病情，从而更好地控制病情。

在进行口服葡萄糖耐量试验等相关检查、判断糖代谢状态前，医生需要详细了解患者的病史（包括用药史、家族史等）。因为如果患者处于应激状态下，或者是正在接受口服或静脉注射糖皮质激素等，都会短暂升高血糖，这时进行检测会让结果产生偏差。

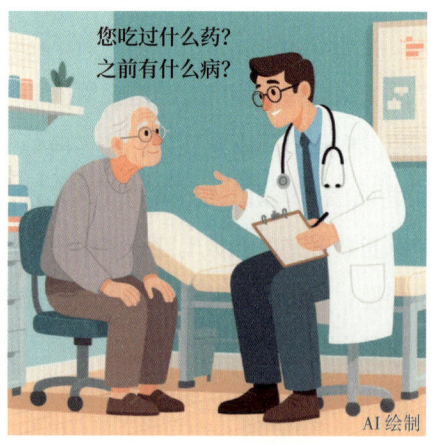

(3)检查前饮食结构明显不合理

患者接受口服葡萄糖耐量试验等相关检查前 1 周内,应当保持正常饮食习惯,饮食结构中主食、肉食、蔬菜、水果等食品种类要均衡。因为持续低碳水化合物饮食(如主食过少)会造成口服葡萄糖耐量试验糖负荷后血糖偏低,从而影响结果的判读。

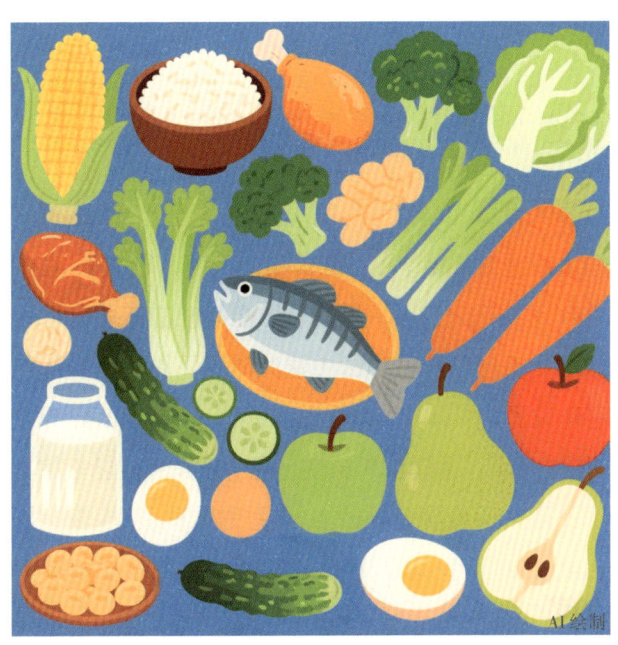

AI绘制

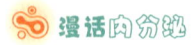

没有"三多一少"症状,不代表没有糖尿病

何万辉 撰写

故事汇

东叔退休10年,虽然头发略显稀疏,但仍满面红光、声如洪钟,垂颐大耳显得福相十足。老伴身体欠佳,每次来到医院复诊,东叔总是伴随左右,排队、缴费、取药等都由东叔一手包办。这天,东叔陪同老伴复诊。当医生建议他们下周回来复诊时,东叔随口跟老伴说了句"哎,我最近很容易困,下周你自己来复诊,可以不"。医生一听,就建议东叔现场测一次指尖血糖看看。东叔稍微迟疑了一下,但看到专科护士已经把快速血糖仪拿到面前,就伸手过去扎了一下手指。5秒后,血糖仪上显示血糖数值竟然是22 mmol/L!医生当即安排东叔进行一次抽血检查,随后结果显示血糖20.9 mmol/L、糖化血红蛋白9.1%。原来,东叔患了糖尿病。

拿到检验报告后,东叔大惑不解:自己没有口干,平时陪着老伴走一上午公园或者去市场买菜都不需要喝水;没有多尿,夜里几乎没有夜尿;三餐定时,没有吃夜宵等加餐习惯;体重更没有丝毫下降,怎么就得糖尿病了呢?

科普知识

1. 为什么会产生"三多一少"症状?

糖尿病是一种以葡萄糖和脂肪代谢紊乱为主要表现的代谢性内分泌疾病。糖尿病患者的典型症状就是口干多饮、多食易饥、多尿、体重下降,我们通常称之为"三多一少"症状。

(1) 口干多饮与多尿

我们身体的每一个器官都由细胞组成。细胞里有水,我们把细胞里的水称为"细胞内液";细胞外也有水,我们把细胞外的水称为"细胞外液"。如果把每一个细胞和细胞外液组合起来看,我们的身体像一个大"水塘"。水塘里的水就是细胞外液,我们身体的每一个细胞就像浸泡在这个水塘里的"水宝宝"。普通水宝宝吸了水就不放出来,但我们身体里的"水宝宝"却不一样。我们身体每一个细胞都有一层膜——细胞膜,那是一层可以让水自由通过的膜。水可以来去自如地透过细胞膜,进出细胞。水无论进入细胞还是离开细胞,都需要一股力量——渗透压。渗透压就像一个抽水泵,总是把水往自己这头抽吸过来。所以细胞内外的水,总是由渗透压低的一侧被吸到渗透压高的一侧。

决定着渗透压大小的因素有很多,葡萄糖浓度是其中之一。当葡萄糖浓度升高时,渗透压会随之升高;当葡萄糖浓度降低时,渗透压会随之降低。糖尿病患者的血糖水平高于正常人,他们身体里细胞外液的渗透压就会高于细胞内液。这时在细胞外,就像有一个强劲的抽水泵,把细胞内的水都不断地抽吸到细胞外。随着细胞外液的水越来越多,水分就会通过尿液的形式,连同葡萄糖一起排出体外。于是就出现了多尿、尿里含糖的情况。这样一来，细胞内的水少了，人体就会出现脱水，从而产生口干的感觉，迫使患者多饮水来补充水分。

整个过程就像"水塘"里的葡萄糖浓度过高，"水宝宝"里面的水不断流到"水塘"里。水塘里的水越来越多，最终满溢出来。由于"水宝宝"里的水不断流失，所以"水宝宝"会发出缺水的信号，迫使我们要往水塘里注水，避免"水宝宝"完全干瘪。

（2）多食易饥与体重下降

我们身体每一个细胞都需要在胰岛素的帮助下才可以有效摄取、利用葡萄糖，从而发挥各自的生理功能。如果把每一个细胞看成一个个嗷嗷待哺的婴儿，葡萄糖就像养活他们的奶，胰岛素就是喂他们喝奶的奶瓶。如果没有奶瓶（如 1 型糖尿病，胰岛素绝对缺乏）或者奶瓶坏了（如 2 型糖尿病，胰岛素敏感性下降），婴儿（细胞）都无法喝奶（摄取、利用葡萄糖）。细胞没法得到足够葡萄糖供应能量，就造成身体能量供应不足，进而产生饥饿感，迫使患者增加进食，因而导致多食易饥症状。

同时，由于细胞无法摄取、利用葡萄糖，身体能量供应不足，就会动用物质储备——糖原和脂肪。糖原主要分布在肌肉和肝脏里，脂肪则广泛分布在全身各处。糖原、脂肪就像一个仓库，里面储存着日常生活里剩余的能量。当身体能量供应不足时，这个仓库就会打开，把里面储存的物资输送、供应到全身各处。所以，随着病情加重，糖尿病患者肌肉、内脏各处的糖原、脂肪都纷纷被消耗，从而出现体重下降的情况。

（3）恶性循环

由于胰岛素缺乏或胰岛素敏感性下降，全身各处细胞无法有效利用葡萄糖供应能量，就会导致：一方面，葡萄糖在体内堆积，令细胞外液渗透压增加而导致多尿、口干多饮；另一方面，身体能量供应障碍，导致饥饿感、进食增加。食物里的葡萄糖、脂肪吸收后无法得到有效利用，加重了细胞外液渗透压升高的情况，进一步加重多尿、口干多饮的症状。随着尿量增多，越来越多葡萄糖通过尿液排出体外，又加重了身体的能量供应障碍，从而产生更明显的饥饿感，进一步增加食量。如此形成恶性循环，病情日益加重。

2. 为什么部分患者没有任何"三多一少"症状呢？

糖尿病可划分为1型糖尿病、2型糖尿病、妊娠期糖尿病等多种类型。1型糖尿病具有起病急、发展快的特点，患者胰岛β细胞会在较短时间内遭到完全破坏，体内胰岛素迅速耗竭，血糖在短时间内迅速升高，因而很快就出现明显的"三多一少"症状。但目前我国糖尿病的主要类型是2型糖尿病。2型糖尿病具有起病缓、进展慢的特点。就像"温水煮青蛙"那样，病情会一点一点、悄无声息地发展。所以在早期，很多2型糖尿病患者没有出现任何症状。

为什么患者血糖明显升高，却可以没有任何症状呢？在一般情况下，当血糖水平超过肾糖阈值（10.0 mmol/L）时，才会出现尿糖。而24小时尿糖总量超过25 g时，才会产生典型的"三多一少"症状。所以，2型糖尿病患者没有"三多一少"症状，原因可能有以下几点。

（1）24小时内尿糖排出不足25 g

正常的空腹血糖为3.9～6.1 mmol/L，餐后2小时血糖应在

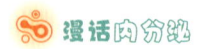

7.8 mmol/L 以下。由此可见，即使患者血糖高于正常值，只要血糖不高于肾糖阈值就没有尿糖排出，如果 24 小时内尿糖排出不足 25 g，患者是可以没有"三多一少"症状的。

（2）老年患者肾糖阈值高

2 型糖尿病患者以中老年人为主，部分老年人因肾动脉硬化可使肾糖阈值升高，从而尿糖排出减少，即使血糖升高了，也没有"三多一少"症状。

（3）并发糖尿病性神经病变

糖尿病病史较长的患者，往往合并各种慢性并发症，包括糖尿病性神经病变。而糖尿病性神经病变又可令患者感觉迟钝或异常，因而口干等不适感不明显。

3. 为什么有的患者会出现食欲下降的症状呢？

在某些情况下，如德仔的案例中，当患者出现糖尿病性酮症时，患者没有多食易饥的症状，反而出现食欲下降，这是酮症酸中毒早期表现之一。另外，发生糖尿病高渗性高血糖状态时，患者也会有食欲下降的表现。

因此，糖尿病患者的症状只能反映病情的一个方面，不能代表病情的全部。规范的随诊、监测血糖、并发症筛查在治疗糖尿病的过程中具有不可或缺的作用。糖尿病患者若自恃"感觉良好"而麻痹大意，对病情缺乏全面的监测、判断，就不能把问题发现并解决于早期阶段，会使病情一再拖延而最终恶化，当"感觉不妥"之时，恐怕已是并发症缠身，悔之晚矣。

第一章 糖尿病的概况

家人得了糖尿病，我也要筛查一下吗？

何万辉　撰写

故事汇

前文再续，书接上回。

经过医生全面的检查，东叔被确诊为 2 型糖尿病，需要接受规范治疗。东叔的子女得知父亲患上了 2 型糖尿病，都被吓了一跳——除了担忧老人家身体情况之外，还突然感到危机降临。因为听闻糖尿病会遗传，所以自己会不会也同样患了糖尿病呢？毕竟老当益壮的父亲在几乎毫无征兆的情况下患上了糖尿病。

为此，东叔的子女在陪同父母复诊时一起向医生咨询。医生经过详细询问两人的情况，发现两姐弟都存在几项糖尿病高危因素：姐姐刚满 40 岁，怀孕期间有妊娠期糖尿病，就诊时血压 135/82 mmHg、体重指数（BMI）约 22.4 kg/m^2、腰围 71 cm、中国糖尿病风险评分达 27 分；弟弟 37 岁，跟东叔同样是腹型肥胖，就诊时体重指数达 28.7 kg/m^2、腰围超过 90 cm、中国糖尿病风险评分也有 27 分，而且今年体检发现甘油三酯高达 4.3 mmol/L。所以姐弟俩都需要进行一次口服葡萄糖耐量试验、胰岛素释放试验、C 肽释放试验、糖化血红蛋白检测以进一步评估糖代谢状态。幸好结果显示，姐弟俩血糖均在正常范围，但两人都存在高胰岛素血症、餐后胰岛素分泌高峰后移现象。这说明，姐弟俩都存在发生糖尿病的风险。

科普知识

1. 哪些人需要接受糖尿病筛查呢？

在成年人里，当符合以下条件任意一项，就属于糖尿病高危人群，需要接受糖尿病筛查了：a. 有糖尿病前期史；b. 年龄≥40岁；c. 体重指数≥24.0 kg/m^2 和/或腹型肥胖（男性腰围≥90 cm、女性腰围≥85 cm）；d. 一级亲属有糖尿病病史；e. 缺乏体力活动者；f. 有巨大儿分娩史（婴儿出生时体重≥4 kg）或有妊娠期糖尿病病史的女性；g. 有多囊卵巢综合征病史的女性；h. 有黑棘皮病者；i. 有高血压病史或正在接受降压治疗者；j. 高密度脂蛋白胆固醇＜0.9 mmol/L 和/或甘油三酯＞2.2 mmol/L，或者正在接受调脂药物治疗者；k. 有动脉粥样硬化性心血管疾病病史；l. 有类固醇药物使用史；m. 长期接受抗精神病药物或抗抑郁症药物治疗；n. 中国糖尿病风险评分≥25分（详见表1-1）。

2. 如何进行糖尿病筛查呢？

（1）必查项目

空腹血糖、口服葡萄糖耐量试验2小时血糖、糖化血红蛋白是必须进行的筛查项目。

（2）推荐检查项目

1）口服葡萄糖耐量试验0.5小时或1小时血糖。

表 1-1 中国糖尿病风险评分

评价指标	分值	评价指标	分值
年龄/岁		体重指数/（kg/m²）	
20～24	0	<22.0	0
25～34	4	22.0～23.9（包含22.0）	1
35～39	8	24.0～29.9	3
40～44	11	≥30	5
45～49	12	腰围/cm	
50～54	13	男<75.0，女<70.0	0
55～59	15	男75.0～79.9，女70.0～74.9	3
60～64	16	男80.0～84.9，女75.0～79.9	5
65～74	18	男85.0～89.9，女80.0～84.9	7
收缩压/mmHg		男90.0～94.9，女85.0～89.9	8
<110	0	男≥95.0，女≥90.0	10
110～119	1	糖尿病家族史（父母、同胞、子女）	
120～129	3	无	0
130～139	6	有	6
140～149	7	性别	
150～159	8	女	0
≥160	10	男	2

2）胰岛素、C 肽释放试验（与口服葡萄糖耐量试验同步进行）：空腹胰岛素、C 肽，糖负荷后 0.5 小时或 1 小时胰岛素、C 肽；糖负荷后 2 小时胰岛素、C 肽。

3）糖尿病自身抗体。

4）其他新陈代谢项目，如血脂、尿酸、电解质等。

5）可能对血糖水平产生影响的激素，如甲状腺激素（TT_3、TT_4、FT_3、FT_4）、垂体激素（TSH、ACTH、GH）、肾上腺皮质激

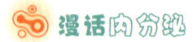

素（皮质醇）等。

3. 根据筛查结果制订随访计划

如首次筛查结果正常，建议每 3 年进行 1 次筛查。如首次筛查结果显示属于糖尿病前期，建议每年筛查 1 次。此外，我们建议，如发现糖尿病前期，应该进一步行眼底检查、大血管（颈动脉、下肢动脉等）彩超、四肢神经功能检查（如感觉阈值测量、神经传导速度测定等）。

第二章
糖尿病并发症

糖尿病并发症是糖尿病对人体造成伤害的帮凶。早期识别糖尿病并发症,需要糖友及其亲友在日常生活中保持警觉。在这一章里,我们一起去看看糖尿病有哪些并发症,我们可以怎样早期识别,配合诊疗。

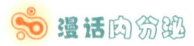

血糖过高引起酮症酸中毒?

何万辉 撰写

故事汇

小瑜刚升上初一,1周前出现了发热、鼻塞、流涕。父母以为这是普通感冒,拿出家里一些常备药给女儿服用。随后小瑜的发热、流涕等症状顺利缓解。2天前,小瑜开始出现疲倦乏力、食欲下降、口干多饮、多尿。父母以为女儿感冒初愈,又刚刚升读中学,学业压力大,就熬了一锅粥、炖了一碗冰糖雪梨水给她。没想到,小瑜喝了粥和冰糖雪梨水后,第2天精神更差了,整个人显得有气无力,半躺在沙发上喘气不停。这时,父母意识到事态严重,立刻带小瑜来到医院急诊科。医生接诊时,用快速血糖仪给小瑜测了一次血糖,屏幕上赫然显示"HI"——小瑜的血糖已经高出快速血糖仪检测范围上限了!医生立刻让小瑜住进留观病区,展开一系列的抢救。不久,更多的检验检查报告纷纷得出结果,各项数据都显示小瑜患了糖尿病酮症酸中毒。急诊科请来内分泌科王医生参与会诊、协助抢救。经过快速补液、胰岛素降糖、维持电解质平衡等治疗后,小瑜病情迅速缓解。到了第3天,那个平时机灵活泼的小女孩又回来了。在办理离院手续时,内分泌科王医生再次来到留观病区,告诫小瑜和她的父母,小瑜患了1型糖尿病,这次发生了糖尿病酮症酸中毒，出院以后必须按照医嘱注射胰岛素，并且在家中做好血糖监测和记录，定期到内分泌科门诊复诊。

让医生没想到的是，仅仅过了一周，小瑜的父亲"准时"出现了——不过是在内分泌科住院部大门外，神色慌张，坐立不安。当小瑜父亲见到王医生时，就像看到救世主那样一冲上前说："医生，我女儿又像上次那样了，这次还睡了一天一夜了，到现在还没睡醒。我该怎么办啊？"

王医生："立刻把她带来医院啊！"

随后小瑜被带到抢救室，王医生一看，这次情况更为严重：昏迷状态，全身皮肤干燥、弹性差，脸色苍白，嘴唇干燥，呼吸急促。随后的检验结果显示，这次小瑜的病情比上一次更复杂、救治难度更大。经过连续2天的紧张救治，小瑜才恢复了说话的力气；一直到了住院第6天，小瑜才顺利脱离鼻饲管、尿管、深静脉置管。

为什么小瑜仅仅出院1周，病情会再次加重到这个程度呢？一切都是无知惹的祸。原来，小瑜从小就是家中宝贝，得知小瑜生病，爷爷、奶奶、外公、外婆、伯父、姨妈等，几乎整个家族都纷纷来看望她。众人迫不及待地发表各自的"高见"——别打胰岛素啊，打了就上瘾了；用红糖水炖老母鸡呀，补身子啊；谁谁谁乡下的那个老医生有一条"祖传秘方"，效果很好……小瑜父母就被"点"的晕头转向，竟然真的没给女儿注射胰岛素，还炖了红糖鸡汤给女儿喝了下去。效果是"立竿见影"——小瑜病情复发并且迅速恶化。

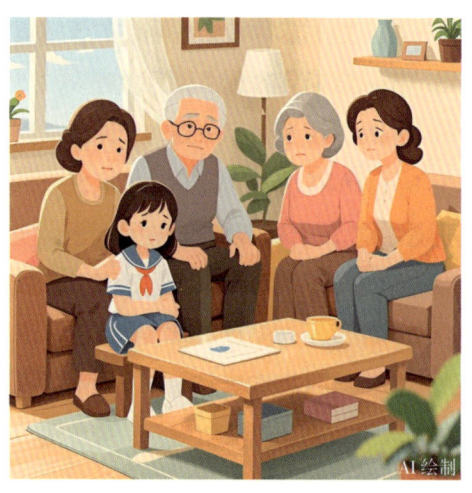

科普知识

1. 什么是糖尿病酮症酸中毒

糖尿病酮症酸中毒（diabetic ketoacidosis，DKA）是由于胰岛素不足和升糖激素不适当升高，引起的糖、脂肪、蛋白质代谢紊乱，以致水、电解质和酸碱平衡失调，出现以高血糖、酮症、代谢性酸中毒和脱水为主要表现的临床综合征。

糖尿病酮症酸中毒是糖尿病的重要急性并发症之一。任何类型的糖尿病患者均可发生糖尿病酮症酸中毒，相比于其他类型的糖尿病，1型糖尿病更容易发生糖尿病酮症酸中毒。在临床上糖尿病酮症酸中毒并不少见。即使在英国、瑞典这样的发达国家，1型糖尿病患者糖尿病酮症酸中毒的年发生率也可分别达到13.6/1000和14.9/1000。在发展中国家，糖尿病酮症酸中毒的发病率和死亡率更是居高不下。我国四川大学华西医院调查结果显示，1996—

2005 年糖尿病患者急性并发症平均发生率为 16.8%，其中糖尿病酮症酸中毒占 70.4%。儿童糖尿病患者发生糖尿病酮症酸中毒可能更为常见。像上文提到的小瑜那样的 1 型糖尿病初发患者，他们糖尿病酮症酸中毒的发病率为 15%～75%，其中 5 岁以下患者更容易发生糖尿病酮症酸中毒。

2. 糖尿病酮症酸中毒是怎样发生、发展的？

胰岛素缺乏是糖尿病酮症酸中毒发生、发展的基础。胰岛素参与了葡萄糖代谢的多个环节。全身各处器官、各个细胞都需要在胰岛素协助下摄取、利用葡萄糖。

当胰岛素缺乏时，全身各个细胞都会因无法利用葡萄糖而发生能量供应不足的情况，此时身体就会分解脂肪来供应能量。脂肪在分解过程中，会产生 β-羟基丁酸、乙酰乙酸、丙酮酸等有机酸。β-羟基丁酸、乙酰乙酸、丙酮酸可统称为"酮体"。

肝脏细胞在胰岛素的协助下，可摄取和分解 β-羟基丁酸等酮体，从而保持体内不会出现酮体堆积，避免发生酮症。当胰岛素缺乏时，肝脏就无法及时清除酮体，因而酮体发生堆积。

酮体是酸性物质，其中 β-羟基丁酸的酸性强、含量多，会大量消耗体内碱储备，从而导致酸中毒。而且酮体需通过尿液排出体外，所以，大量酮体在体内产生后，会加重糖尿病患者多尿症状，从而导致患者脱水。

在高血糖、酮症、酸中毒、脱水等因素影响下，人体的各种电解质也随之发生紊乱，各个器官（包括脑、心、肾等）也随之出现功能异常，甚至衰竭，最终危及患者生命。

3. 糖尿病酮症酸中毒会有什么表现？

糖尿病酮症酸中毒可分为轻度、中度、重度三种情况。患者会随着病情进展而有不同表现。

（1）轻度——糖尿病酮症

这是糖尿病酮症酸中毒的早期阶段，患者仅有高血糖、酮症，无酸中毒，脱水和电解质紊乱都不明显。患者可表现为明显的多尿、口干多饮、疲倦乏力、食欲下降。就像上文提到的小瑜那样，发热、鼻塞流涕等症状缓解后，出现了疲倦乏力、食欲下降、口干多饮、多尿，提示当时已经出现了糖尿病酮症，可惜未能得到妥善诊治。

（2）中度——糖尿病酮症酸中毒

这时患者出现了高血糖、酮症和酸中毒。受酮症和酸中毒的刺激，患者会出现恶心、呕吐、腹痛、呼吸加深加快（深、大、快呼吸）；由于脱水、电解质紊乱，患者会出现明显疲倦乏力。这时患者可能有头痛、烦躁，一般神志还清醒。小瑜第一次就诊时，就处于这个阶段。

（3）重度——糖尿病酮症酸中毒昏迷

这时患者出现严重脱水、严重酸中毒，全身多个重要器官都会出现功能障碍，甚至衰竭。患者可出现皮肤黏膜明显干燥、皮肤弹性下降、眼眶凹陷、心率明显加快、血压下降；可能出现嗜睡、昏睡，甚至昏迷。小瑜第二次就诊时，就处于这个阶段。

4. 怎样预防糖尿病酮症酸中毒？

（1）糖尿病酮症酸中毒的诱因

糖尿病酮症酸中毒发生的常见诱因包括：a. 擅自停用、减少降糖药物（尤其胰岛素）；b. 联合用药（如口服或静脉注射糖皮质激素等具有升高血糖作用的药物）；c. 饮食不当或运动不当；d. 急性感染；e. 胃肠疾病；f. 创伤、手术、脑卒中、心肌梗死、精神刺激等应激状态；g. 妊娠与分娩；h. 合并甲状腺功能亢进等其他疾病。

（2）如何预防糖尿病酮症酸中毒？

糖尿病酮症酸中毒的预防措施需要针对诱发因素、发病原因来展开，包括规律随诊、规范用药、定期监测血糖、做好血糖记录并如实向医生反馈，遇到创伤感染等应激状态时及时到糖尿病专科就诊。

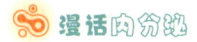

情绪反常闹脾气，当心糖尿病高渗性高血糖状态昏迷！

陈玉玲 撰写　　何万辉 修订

故事汇

蒙婆婆88岁，有2型糖尿病病史20余年。2年前蒙婆婆脑卒中后长期卧床，生活不能自理，不能对答，平素由养老院护理。近日蒙婆婆胃口变差，常常吃几口饭就不吃了，也拒绝喝水，还经常和护理人员发小脾气，小便也比以往要多，经常出现尿床现象。护理人员开始以为蒙婆婆是因近期家人探视减少而闹脾气，多次安慰无效。几天前天气转冷，蒙婆婆继而出现咳嗽咳痰，随后出现发热，精神萎靡，表情淡漠。某天早上，护理人员发现蒙婆婆昏迷不醒，遂立刻拨打"120"送至医院就诊。

到达医院时，医生检查发现蒙婆婆处于浅昏迷状态，双瞳孔等大等圆，对光反射灵敏，肢体末端肤温低，皮肤干燥，皮肤弹性差，眼眶凹陷，血压95/60 mmHg，心率98次/分，呼吸23次/分，血氧饱和度95%。测指尖血糖显示"HI"（血糖超出快速血糖仪检测范围上限），指尖血酮阴性。值班医生详细询问病史后初步判断蒙婆婆发生了糖尿病高渗性高血糖状态昏迷，立即予降糖、静脉补液、留置胃管加强胃肠道补液等抢救治疗。随后头颅 CT、胸部 CT、血常规、电解质、肝肾功能等各项检查结果逐一回复：头颅 CT 排除急性脑血管意外，胸部 CT 提示肺炎，血清葡萄糖高达 53 mmol/L，血清钠 162 mmol/L，血清氯 130 mmol/L，血清钾 6.5 mmol/L，计算血浆有效渗透压 390 mOsm/L。至此，糖尿病高渗性高血糖状态昏迷诊断明确。经积极补液扩容、控制血糖、抗感染等治疗后，蒙婆婆脱离了生命危险，神志逐渐转清，随后各项指标逐渐恢复至正常。约 10 天后，蒙婆婆血糖平稳，出院。

科普知识

1. 什么是糖尿病高渗性高血糖状态？

糖尿病高渗性高血糖状态（hyperosmolar hyperglycemic state）是糖尿病的严重急性并发症之一，以严重高血糖、血浆渗透压显著升高、脱水和意识障碍为特点。所谓"高渗透压状态"，就像腌制萝卜干时，大量的盐把萝卜里的水挤出来一样。在严重高血糖状态时，人体组织细胞周围的葡萄糖浓度显著升高，细胞内的水就会被"吸"到细胞外。因此，细胞因失水而发生生理功能异常，甚至凋亡，从而引起疲乏、昏迷等一系列临床表现，严重时可危及生命。

2. 糖尿病高渗性高血糖状态有哪些危害？

糖尿病高渗性高血糖状态与糖尿病酮症酸中毒同属高血糖危象范畴。与糖尿病酮症酸中毒相比，糖尿病高渗性高血糖状态患者并发症和合并症更多、病情更危重、病死率更高。国外研究结果显示，糖尿病高渗性高血糖状态在 75 岁以上老年人中的死亡率约为

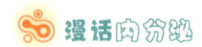

10%，在 85 岁以上老年人中的死亡率高达 35%！与糖尿病酮症酸中毒相似，糖尿病高渗性高血糖状态患者在救治过程中容易出现低血糖、电解质紊乱（如低钾血症）、脑水肿、血栓形成等并发症、合并症。

3. 糖尿病高渗性高血糖状态患者有哪些临床表现？

糖尿病高渗性高血糖状态多见于老年患者，起病缓慢渐进，早期表现为口干多饮、多尿加重，进而出现乏力、食欲下降；病情进一步加重时出现反应迟钝、表情淡漠；病情进展到后期表现为严重脱水症状：烦渴、唇舌干裂、皮肤干燥、皮肤弹性下降、眼眶凹陷、尿少甚至无尿、心跳加速、低血压甚至休克、神志异常（如烦躁、嗜睡、昏迷）。

4. 哪些是糖尿病高渗性高血糖状态的诱因？

（1）应激

多见于急性感染、急性心肌梗死、急性脑血管意外（如脑梗死、脑出血）、急性胰腺炎、尿毒症、各种外伤、大手术等，其中以急性感染最为常见。

（2）摄水不足

多见于不合理限制水分者，如卧床患者、胃肠道疾病或昏迷者、口渴中枢敏感性下降的老年人及不能主动进水的幼儿。

（3）失水过多

如严重的呕吐或腹泻、大面积的烧伤、血液透析或腹膜透析等。

（4）高营养、高糖摄入

如静脉内高营养，不明血糖情况下大量滴注葡萄糖，大量饮用高糖饮料，进行含糖溶液的血液透析或腹膜透析等。

（5）药物影响

如大量使用糖皮质激素及免疫抑制剂、苯妥英钠，口服大量利尿药物等。

5. 如何预防糖尿病高渗性高血糖状态？

"冰冻三尺非一日之寒"，糖尿病高渗性高血糖状态不会在一夜之间发生，而是在一定时间跨度里、多种因素共同作用下发生的。因此，我们有办法做到、做好糖尿病高渗性高血糖状态的预防。

（1）规范诊治糖尿病

严重高血糖是糖尿病高渗性高血糖状态发生的病理基础。合理的饮食、严密的血糖监测、适当的运动、规范的药物治疗与专科随诊，既是糖尿病的诊疗要点，更是预防糖尿病高渗性高血糖状态最基础、最关键的一环。在这里强调一下，对于老年人，尤其是因脑卒中等各种原因导致生活自理能力下降的老年人，日常监测血糖并详细记录是非常重要的工作。以蒙婆婆为例，如果养老护理机构的护理人员懂得给蒙婆婆每日监测血糖的重要性并认真做好，可能在蒙婆婆还没出现昏迷时就能发现血糖异常，从而警惕，及时送医，就可以避免后面一连串惊心动魄的抢救了。

（2）及时饮水，切忌盲目限制饮水

在发生糖尿病高渗性高血糖状态前，糖尿病患者会经历一段时间的高血糖，此时患者因体内高血糖而导致多尿。这种多尿现象并不会随着饮水减少而减少。老年人常因神经功能衰退而口渴感减弱，所以在发生轻度脱水时，仍未感到口渴。所以，护理老年糖尿病患者时，如果发现患者尿量增多，就需要警惕，加强督促患者饮

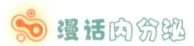

水或增加经鼻饲管注水补液等措施。

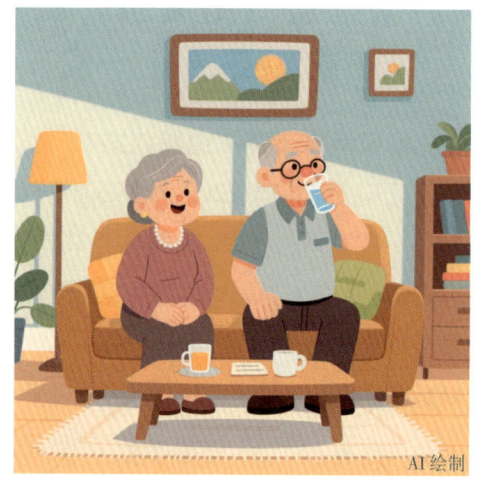

（3）预防各种感染、创伤

一旦发现感染（如感冒、胃肠炎、尿路感染等）或出现各种创伤，必须及时就诊，尤其需要到内分泌科或糖尿病专科就诊。

低血糖症，不是少吃一顿饭的事

✎ 朱　珠　撰写　　李慧枝　修订

故事汇

楼下广场边的花池旁，隔壁王姨和她的朋友们正聊得欢快。

王姨："听说了吗？隔壁小区李伯，早上送孙子到幼儿园后，在回家的路上晕倒了，听说是出门急，没来得及吃早餐，低血糖了！"

陈姨："哎哟，饿一顿而已，至于吗？果然还是年纪大了，身体扛不住了啊！"

黄姨："是啊，听说了，还好当时很多送孩子上学的家长，看到了赶紧拨打120，不然后果不堪设想！"

真的是晚一会儿吃早餐引起的惨案吗？真相到底是什么呢？

原来，李伯是位老糖友了，患2型糖尿病多年，平时规律服用降糖药，也有监测血糖，定期专科门诊随诊。但自从今年9月，李伯的孙子开始上幼儿园了，他忙着接送、照顾，这样一段时间下来，李伯没有好好休息，身体渐渐吃不消。劳动强度较以前增加，生活习惯改变，又常忘记测血糖，故没有及时发现血糖的波动，到复诊时间也没有返院复诊，未及时调整降糖方案。人体经过一夜的睡眠，能量消耗，早晨空腹血糖本就偏低，而李伯在平时该吃早餐

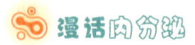

的时间没有按时进餐，还进行了体力活动。以上因素加起来诱发了低血糖。

科普知识

1. 低血糖、低血糖症与低血糖反应

（1）低血糖

对于非糖尿病人群来说，血糖 < 2.8 mmol/L 时属于低血糖。接受药物治疗的糖尿病患者，当血糖 < 3.9 mmol/L 时，即属于低血糖。

（2）低血糖症

低血糖症，又称为"惠普尔三联征"，是指当血糖过低时出现交感神经兴奋和/或神经缺糖症状，其症状可随着血糖的升高而缓解。

（3）低血糖反应

低血糖反应是指糖尿病患者经过治疗后，在血糖快速下降时出现的交感神经兴奋症状（如出汗、心悸、饥饿、手震颤等），但血糖 > 3.9 mmol/L。

2. 低血糖分级

根据严重程度，低血糖可分为三级。

1 级低血糖：血糖 < 3.9 mmol/L 且 ≥ 3.0 mmol/L。

2 级低血糖：血糖 < 3.0 mmol/L。

3 级低血糖：没有特定分界点，包括所有需要他人帮助治疗的严重低血糖事件，伴有意识和/或躯体改变。

3. 低血糖的表现及其危害

低血糖可表现为出汗、饥饿、心慌、颤抖、面色苍白、精神不集中、思维和语言迟钝、头晕、嗜睡、烦躁易怒、行为怪异等症状，严重者出现惊厥、昏迷甚至死亡。我们常说："一次严重低血糖所带来的危害，足以抵消一生严格控制血糖所带来的获益"。低血糖对身体器官的损害无法预估，大脑对血糖的波动尤为敏感。糖尿病患者自主神经功能多有不同程度的障碍，机体对低血糖的反馈调节能力会受其影响，导致低血糖的发生风险增加。同时，低血糖也可能诱发或加重患者自主神经功能障碍，从而形成恶性循环。严重低血糖发作给患者带来的伤害巨大，糖尿病患者出现一次严重低血糖，就可能诱发心血管疾病，如心律失常、心肌梗死、脑梗死、精神失常、痴呆、偏瘫、昏迷及脑水肿等，甚至可能引起死亡，我们应当尽量避免低血糖的发生。

4. 发生低血糖后的应对措施

低血糖发生时要如何处理呢？需立即服用能够快速提供碳水化合物的食物，以迅速升高血糖，如葡萄糖水、含糖饮料等，其次可选择糖果、饼干、面包、馒头等。需要额外注意的是，糖友使用α-葡萄糖苷酶抑制剂（如阿卡波糖、伏格列波糖等）后，口服葡萄糖或进食碳水化合物后血糖上升速度会变慢。糖友发生低血糖，进食后无论症状缓解与否，均应在15～20分钟之内复测血糖，如血糖未能恢复至正常，则需继续进食葡萄糖或其他含糖食物，直至低血糖得到改善。糖友还需尽快就医复诊，详细告知医生发生低血糖的时间、发生低血糖前可能存在的诱发因素，以求尽快找到低血糖的原因，及时调整治疗方案，避免再次发生低血糖。

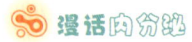

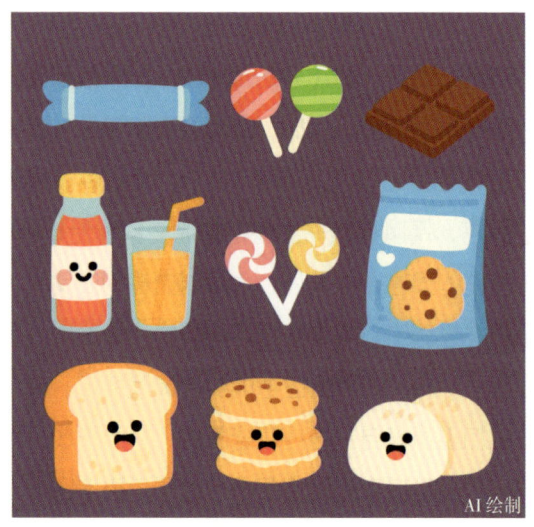

AI 绘制

5. 如何避免低血糖？

（1）遵医嘱规律服药，监测血糖，定期复诊

养成记录饮食、运动、治疗、血糖变化的习惯，可帮助医生找到低血糖的原因及个体化地制订降糖方案。夜间低血糖常因难以发现而得不到及时处理，故糖尿病患者空腹及睡前血糖的监测可间接反映夜间血糖变化，必要时可加测凌晨时间段的血糖。随着科技发展，贴皮式实时动态血糖监测技术逐渐推广，费用也趋于平民化。所以，我们建议血糖波动特别大的糖友使用实时动态血糖监测以便及时发现、及时处理低血糖。

（2）规范进餐

定时定量进餐，如进餐量减少则应减少药量，有可能延迟进餐时应及时准备葡萄糖水或糖果、面包、含糖饮料等以应对可能出现的低血糖。

（3）合理增加碳水化合物摄入

活动量增加时应增加额外的碳水化合物摄入。

（4）随身携带"升糖"食物、病历卡等

建议患者随身携带葡萄糖水、糖果，简单记录病史的病历卡，卡上标明患者基本信息、所患疾病、目前用药、了解病情的主治医生及家属的联系方式等，以应对独自一人外出时因低血糖导致的意识障碍，便于旁人救助，便于医护人员了解病情，及时诊治。

（5）改变不良生活习惯

患者应戒烟、戒酒等，养成良好的生活习惯。

（6）学习糖尿病自我管理知识

患者及家属应进行相关知识学习和培训。

低血糖不只是一顿饭没吃引起的，其发生的原因多样，非糖尿病患者出现低血糖亦需及时就医，寻找低血糖发生的原因。

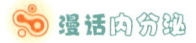

出现视力下降，当心糖尿病性视网膜病变！

陈玉玲　撰写　　简小兵　修订

故事汇

今年 65 岁的张叔是有着 10 年糖尿病病史的"资深"糖友。近来张叔看报纸、看电视时，总觉得模糊不清，反复揉眼睛甚至戴上老花眼镜后仍无改善。某日，张叔到医院眼科就诊，行眼底照相等检查后被确诊为糖尿病性视网膜病变。眼科医生追问得知，张叔平时饮食不忌口、不注重运动、未规律监测血糖，更没有在内分泌专科随诊，血糖控制很是"任性"。眼底检查结果提示张叔已进入重度非增生型糖尿病性视网膜病变阶段。内分泌科和眼科两个专科的医生共同努力，对张叔进行全面健康教育、调整降糖治疗方案、配合改善循环等一系列治疗，张叔的病情总算勉强稳定下来。

同样是"资深"糖友的李叔近期突然视力明显下降。经过眼科医生检查，李叔的状况更为严重。因为眼底检查结果显示李叔已出现增生型糖尿病性视网膜病变合并轻度糖尿病性黄斑水肿。除了在内分泌科调整降糖治疗方案外，李叔还需要在眼科接受玻璃体腔内注药治疗等更复杂的治疗措施。医生告诫李叔，由于他长期不规律随诊，血糖不受控制，加上吸烟、嗜酒等不良生活方式，视网膜个别区域已经出现轻度剥离现象，若情况进一步恶化，将发生牵拉性视网膜脱离，从而导致永久性失明。

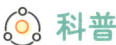
科普知识

1. 糖尿病性视网膜病变、糖尿病性黄斑水肿是怎么回事？

糖尿病性视网膜病变是糖尿病特有的并发症，主要病因是高血糖引起视网膜微血管损伤，导致视网膜扭曲变性甚至出现出血、水肿、渗出、视网膜剥离等严重损害视力的症状。糖尿病性视网膜病变是糖尿病常见的微血管并发症之一。

糖尿病性黄斑水肿是一种视网膜黄斑中心凹液体积聚的疾病，在老年糖尿病患者中常见，是造成糖尿病患者失明的主要原因之一。糖尿病性黄斑水肿可与糖尿病性视网膜病变伴发，也可以单独发生。

2. 糖尿病性视网膜病变有何临床表现？

视力的改变为糖尿病性视网膜病变的主要临床表现，病变严重程度和部位有关。早期可无症状，随着病变的发展，表现为视力逐渐减退或有闪光感，因为糖尿病经常伴有视网膜水肿引起光散射，故有闪光感。视力的突然丧失，往往意味着眼底出血或视网膜脱离。

3. 哪些患者是糖尿病性视网膜病变高危人群？

·糖尿病病程 5 年以上者。有研究表明，糖尿病患者在 5 年病程之内发生视网膜病变者较少；约 10% 的患者在发病后 5～9 年发生视网膜病变；15 年后发生者约占 50%；25 年后发生者占

80%～90%。

・血糖、血压、血脂控制不良者。

・吸烟者。

・已经出现糖尿病性肾脏并发症者。

・疏于眼底检查者。

・合并妊娠、亚临床甲状腺功能减退者。

・已知存在蛋白尿、肾小球滤过率下降，或已确诊糖尿病性肾脏病者。

4. 糖尿病性视网膜病变如何预防？

糖尿病性视网膜病变（也包括糖尿病性黄斑水肿）患者在疾病发生初期可能无任何视力异常。因此，早期筛查、定期做眼底检查非常重要。

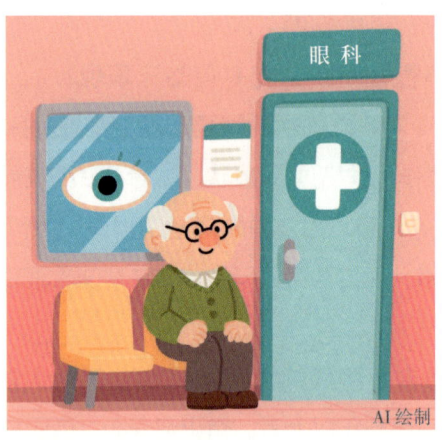

・眼科定期检查：1型糖尿病患者应在诊断糖尿病的第5年内进行全面的、综合性的眼科检查。2型糖尿病患者应在诊断后立即

进行首次眼科检查。如未发现糖尿病性视网膜病变、糖尿病性黄斑水肿等并发症，随后每年至少进行眼科检查一次；如发现糖尿病性视网膜病变、糖尿病性黄斑水肿等情况，需根据具体病情增加检查频率，具体要求应当遵眼科医生意见进行。

·规范专科随诊，血糖、血压、血脂水平需全面达标。

·养成良好的生活习惯和生活规律，戒烟、戒酒。

·注意用眼卫生，避免长时间阅读、使用电子产品等造成视力疲劳。

·饮食或者药膳调理：饮食要清淡，少吃辛辣、刺激和高脂肪的食品。可以用菊花、枸杞、决明子泡水喝，每天热水冲泡两次代茶饮，早上、下午各一杯，可滋阴、养肝、明目。在水温不是很烫的时候，把眼睛靠近杯口，用茶的蒸汽熏蒸双眼；待水温降至适宜时再饮用。

·适当锻炼，但避免剧烈运动。

此外，糖尿病性视网膜病变常容易与糖尿病性肾脏病合并存在。因此，我们建议糖友，当检查发现糖尿病性视网膜病变时，应当尽快进行尿白蛋白与尿肌酐比值（UACR）、血清肌酐、血清尿素、血清尿酸等肾脏相关检查，这有助于排查肾脏病变。

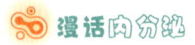

糖尿病性肾脏病，悄悄掏空糖友身体的窃贼

何万辉 撰写

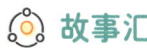 **故事汇**

玲玲今年 24 岁，正值花样年华，大专毕业后有幸入职某知名五星级酒店，眼看着人生的高光时刻即将到来。周末晚上，玲玲跟往常一样，和几个年龄相仿的同事出去畅玩到凌晨才各自回家。周一早上起床时，玲玲感到一阵眩晕，伴随着胸闷、恶心、呼吸困难，难受的感觉压得玲玲每迈出一步都像翻越高山峻岭一样。玲玲的父亲见状，立刻拨打"120"，送女儿就诊。

经过询问病史和各项相关检查，医生发现玲玲病情非常严重：血糖高达 25 mmol/L，血肌酐 631 μmol/L，白蛋白仅有 23 g/L，还有代谢性酸中毒、心包积液、胸腔积液。这一切提示玲玲可能已经发生了终末期肾病。

玲玲正值花样年华，为什么会患终末期肾病，需要血液透析来救命呢？霎时间，玲玲和父亲都无法接受这个事实。其实，玲玲的病不是一夜之间形成的，而是早有苗头。原来玲玲从小就是个"小胖妞"，汽水、果汁、糖果、各种油炸食品都是她的最爱。玲玲参加高考前，体检发现空腹血糖超过 9 mmol/L，但当时为了备考一直忽视了这个问题。大学期间，没有父母在身边管束，玲玲体重更是"一飞冲天"。玲玲毕业后，进入了五星级酒店工作，享受着各种各样的员工福利——自助午餐和自助下午茶。从此，玲玲每日的午餐充斥着各种各样的美食：各式西式、中式菜系和日韩料理应有尽有；下午茶各款甜品、奶茶、咖啡、果汁、汽水一应俱全；晚上，经常跟同事三五成群聚餐。

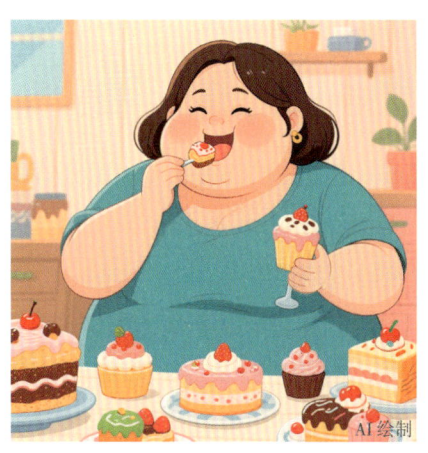

2年前员工体检时，玲玲的空腹血糖已经飙升到15 mmol/L。当时玲玲去了某三甲医院糖尿病专科就诊，医生已经发现玲玲出现了增生型糖尿病性视网膜病变和微量白蛋白尿，幸好肾小球滤过率还在正常范围内。医生曾告诫玲玲要注意节制饮食、适当运动、生活规律、定期复诊用药等。但玲玲实际执行得非常差，专科随诊也是有一次、没一次，药用完了，停了十天八天才想起来去复诊是一直以来的常态。半年前，玲玲虽然发现自己视力逐渐下降，尤其是视野明显缩小，还经常出现小便混浊并伴有大量泡沫，双腿时常出

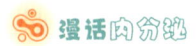

现水肿。但是玲玲依然没有重视,甚至复诊时没有告知医生这些情况。终于,那个周末的一场放纵成为"压死骆驼的最后一根稻草"。

医生告知玲玲和她的父亲,经过排查风湿性疾病等相关情况,现在玲玲已经明确诊断为糖尿病性肾脏病。目前玲玲24小时尿白蛋白达到5 g以上,多次查肾功能都显示肌酐持续在600 μmol/L以上,而且双眼都出现了增生型糖尿病性视网膜病变。现在需要尽快进行血液透析,把全身状况稳定下来,下一步还需接受眼科治疗,尽量挽救视力,否则一拖再拖,不但有视力完全丧失的风险,还会因为尿毒症而危及生命。此时的玲玲悔之晚矣。

科普知识

1. 糖尿病性肾脏病是什么?

糖尿病性肾脏病是由糖尿病所致的慢性肾脏病,是由慢性高血糖导致的肾损害,其病变可累及全肾(肾小球、肾小管、肾间质、肾血管等),临床上以持续性白蛋白尿和/或估算肾小球滤过率进行性下降为主要特征,最终可发展为终末期肾病。其中,持续性白蛋白尿通常指尿白蛋白与尿肌酐比值≥ 30 mg/g,持续超过3个月。估算肾小球滤过率下降是指肾小球滤过率低于60 mL/(min·1.73 m^2),且持续超过3个月。

2. 糖友都会患上糖尿病性肾脏病吗?

国外研究结果显示,有20%~40%的糖尿病患者会出现糖尿病性肾脏病。我国调查结果提示,我国2型糖尿病患者中,大约有21.8%患有糖尿病性肾脏病。糖尿病性肾脏病在不同类型的糖尿病患者中的发生、发展情况不完全相同。1型糖尿病患者在诊断5年后可能出现尿白蛋白排泄增多,其中大约有 80% 的持续微量白蛋白尿患者会在 15 年内进展成大量白蛋白尿,在 20 年内进展成终末期肾病的患者比例可达 75% 以上。2 型糖尿病患者中,约有 7.2% 的患者在确诊 2 型糖尿病时即存在尿白蛋白排泄增多。在我国,40 岁前诊断 2 型糖尿病的患者罹患糖尿病性肾脏病的风险显著高于晚发 2 型糖尿病患者。

3. 糖尿病性肾脏病有哪些表现?

糖尿病性肾脏病患者在早期可无任何症状,随着病情进展到不同阶段,可能出现相应临床表现。

(1) 白蛋白尿

根据尿白蛋白与尿肌酐比值(urinary albumin-to-creatinine ratio,UACR)或尿白蛋白排泄率(urinary albumin excretion rates,UAER)的数值,糖尿病性肾脏病可分为三个阶段:

・UACR < 30 mg/g 或 UAER < 30 mg/24 h 时,属于 A1 期;

・UACR 处于 30 ~ 299 mg/g 或 UAER 处于 30 ~ 299 mg/24 h 时,属于 A2 期;

・UACR ≥ 300 mg/g 或 UAER ≥ 300 mg/24 h 时,属于 A3 期。

A1、A2 期患者尿液外观无明显异常,一般情况下不会出现大量泡沫尿、尿液混浊等现象。A3 期患者,当 UAER 达 500 mg/24 h 时,可能会出现较明显的泡沫尿;当 UAER 达 1000 mg/24 h 时,可出现尿液混浊;当 UAER 达 3500 mg/24 h 时,多数患者都会因低白蛋白血症而出现下肢凹陷性水肿。

由此可见,糖尿病性肾脏病就像窃贼,在悄无声息之中,鬼鬼祟祟地把身体的蛋白质从尿里"偷"走。初期因"偷"走的蛋白质不算很多，身体储备充足，患者往往难以自行发现；到后期，患者发现持续大量泡沫尿、尿液混浊、下肢水肿时，这个窃贼已经把身体大量蛋白质储备掏空了。

（2）肾小球滤过率下降

根据估算肾小球滤过率（estimated glomerular filtration rate，eGFR）数值，糖尿病性肾脏病可分为五个阶段：

・G1 期，eGFR $\geqslant$ 90 mL/（min・1.73 m^2）；

・G2 期，eGFR 处于 60～89 mL/（min・1.73 m^2）；

・G3 期，eGFR 处于 30～59 mL/（min・1.73 m^2）；

・G4 期，eGFR 处于 15～29 mL/（min・1.73 m^2）；

・G5 期，eGFR < 15 mL/（min・1.73 m^2），属于终末期肾病。

肾脏是人体的重要排泄器官。日常生活中，体内各种"垃圾"——新陈代谢产物——都需要经过肾脏排出体外。在这个排泄"垃圾"的过程中，肾小球的"过滤"作用扮演着关键角色。肾小球滤过率直接反映了肾脏排泄"垃圾"的能力。

患者处于 G1、G2 期时，肾小球滤过率大致正常，因而无任何明显临床症状。当进入 G3 期，尤其是 eGFR 处于 30～45 mL/（min・1.73 m^2）的 G3b 期时，患者开始出现易疲倦、偶有胸闷、轻微食欲下降等非特异性症状。当进入 G4、G5 期时，患者出现肾小球滤过率重度下降，可出现明显疲倦乏力、胸闷、心悸、头晕、食欲下降、面色苍白等表现，尤其进入 G5 期，患者已属于终末期肾病状态，会出现心力衰竭、肾性贫血、肾性骨病、代谢性酸中毒等多种并发症所具有的相应症状。

由此可见，糖尿病性肾脏病不但像个窃贼，偷偷掏空糖友身体里的蛋白质；还像藏身在下水道的老鼠，日夜破坏下水道的排水泵，让各种"垃圾"不能及时排出而堆积在体内。随着时间推移，下水道排水泵损坏、报废得越来越多，身体里不但"垃圾"堆积如山还到处积水，人体就产生了如酸中毒、水肿、浆膜腔积液等各种各样的问题，最终危及生命。

4. 谁是糖尿病性肾脏病的高发人群？

如前文所述，1型糖尿病患者确诊5年后就有可能出现糖尿病性肾脏病，2型糖尿病患者在确诊时已存在发生糖尿病性肾脏病风险。高龄、糖尿病病程长、血糖控制不良（如糖化血红蛋白不达标）、高血压、高血脂、肥胖、吸烟、合并心血管疾病、合并糖尿病微血管并发症（如糖尿病性视网膜病变等）的患者，发生糖尿病性肾脏病的风险会大幅增加。

5. 该如何应对糖尿病性肾脏病？

（1）早期筛查

如前文所述，符合糖尿病性肾脏病高发人群特点的糖友，应当立即进行糖尿病性肾脏病筛查。筛查项目主要是尿白蛋白检测和eGFR计算。尿白蛋白检测可采取UACR，也可采取UAER，其中UACR操作更简便、更适合日常筛查。血肌酐数值是计算eGFR的关键项目。最新的一些研究结果提示，用血肌酐和血清胱抑素联合计算eGFR可能有更好的准确率。

（2）保持健康生活方式、戒除不良习惯

戒烟戒酒、合理饮食、适当运动，是糖友必须遵守的原则。肾脏病患者的饮食需要特别注意蛋白质的来源和摄入量。过高、过低的蛋白质摄入量都会对患者造成不利影响，糖友各自具体需要蛋白质的摄入量是多少，需要咨询糖尿病专科护士、营养师的意见。而蛋白质来源方面，糖友需要破除一些误区：第一，以大豆为代表的豆类（大豆、扁豆、红豆、绿豆，也包括花生）及豆制品所提供的都是植物蛋白质。对于肾脏病患者来说，植物蛋白质绝非优质蛋白质，进食过多会产生大量代谢产物而加重肾脏负担，所以出现了糖尿病性肾脏病的糖友就要尽量避免进食豆类和豆制品了。第二，虽然动物来源蛋白质会优于植物来源蛋白质，但在具体品种上仍有一些区别。我们推荐糖尿病性肾脏病患者尽量多选择家禽（鸡、鹅、鸭、鸽子）、鱼类、蛋、奶作为蛋白质来源，记住一句口诀："四条腿的不如两条腿的，两条腿的不如没腿的。"

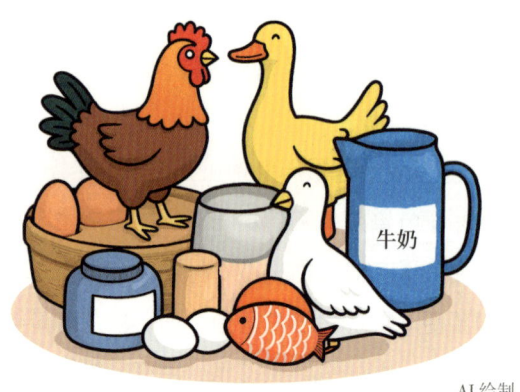

AI 绘制

（3）注意排查其他原因引起的肾脏疾病

尿白蛋白排泄增多、肾小球滤过率下降是糖尿病性肾脏病的典型表现，但这不是糖尿病性肾脏病的"专利"。同样的情况，也可以由除糖尿病以外的病因造成。国外研究结果显示，在出现了肾脏损害的糖尿病患者中，因糖尿病以外原因造成的大约有 40.6%，由糖尿病和非糖尿病原因共同致病的大约有 18.1%。国内研究结果也显示了类似情况。所以，我们在日常工作中，发现糖友出现肾脏损害时，都会进行一些检查来寻找是否存在除糖尿病以外的造成糖友肾脏损害的其他原因。有以下任意一项情况时，就要额外注意是否存在除糖尿病以外造成肾脏损害的其他原因：a.1 型糖尿病患者病程不足 10 年，且不存在糖尿病性视网膜病变；b.eGFR 迅速下降；c. 尿白蛋白迅速增加或出现肾病综合征；d. 出现活动性尿沉渣（红细胞、白细胞或细胞管型等）；e. 顽固性高血压；f. 合并其他系统性疾病的症状或体征；g. 接受血管紧张素转化酶抑制剂（ACEI）或血管紧张素受体阻滞药（ARB）治疗 2～3 个月，eGFR 下降超过 30%。

（4）专科门诊定期就诊，谨慎用药

谨慎用药，不仅仅是对医生的要求，也是对糖友的要求。我们都有一个习惯，就是家里会常有一些备用药。相信大家的居家备用药品里，必有一些抗感冒药。抗感冒药中，具有退热、止痛作用的非甾体抗炎药是重要组成部分。对于没有任何肾脏损害的人群来说，这些药物本身没有肾脏毒性，疗效好，安全性也好。但是，对于已经存在肾脏损害，尤其是处于 G3～G5 期的患者，擅自服用这些药物就存在肾功能急剧恶化的风险。所以，已知存在糖尿病性肾脏病的糖友，当遇上任何身体不适时，都应当尽快就医，最好到糖尿病专科就诊或咨询，切勿盲目、擅自服药。

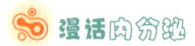

足趾麻木竟然是截肢的先兆？
谨防糖尿病性神经病变

朱 珠　黄玉琼　撰写　　何万辉　修订

故事汇

老糖友张姨一向注重养生保健，又喜欢游山玩水，时常周游列国，因而特别注意腰、腿情况。某日张姨一脸愁容地来到诊室，"医生啊！最近这半年，我双脚老是麻麻痛痛的，起初只是脚趾头有点麻，现在连脚底都开始麻，脚趾头还有点针扎的感觉。我看过一些书，说糖尿病足很恐怖，最后要截肢来保命。我这双脚会变成那样子吗？"

医生为张姨进行了仔细诊察后，说："张姨，您先别急。您这个问题更像是糖尿病性远端对称性多发性神经病变。现在双足肤色、肤温和足背动脉搏动都正常，这跟糖尿病足坏疽、截肢的那种情况有很大差别。我建议您，把下肢神经传导速度检查和腰椎磁共振（MR）做一下吧，结果出来以后情况就容易明确了。"

几天后，张姨拿着报告回来复诊。MR结果显示张姨的腰椎有点退行性病变，但腰椎间盘突出并不明显，脊髓、神经根都没有明显受压。神经传导速度检查结果显示张姨双下肢多发性周围神经损伤，以混合型损伤为主。医生就跟张姨说："您这个问题，明确是糖尿病性远端对称性多发性神经病变了。"

张姨这一边松了口气，另一边却郁闷地想："我这七八年以来，血糖一直保持平稳、达标，咋来的这个病变呢？"

科普知识

1. 糖尿病性神经病变是什么？

糖尿病性神经病变是一组由不同病理生理机制导致、具有多样化表现的临床综合征，是糖尿病最常见的慢性并发症。糖尿病性神经病变可分为弥漫性神经病变、单神经病变、神经根或神经丛病变。其中弥漫性神经病变又可分为远端对称性多发性神经病变（distal symmetric polyneuropathy，DSPN）和自主神经病变。DSPN 是糖尿病性神经病变最常见的类型，约占糖尿病性神经病变的 75%，过去被称为糖尿病性周围神经病变。

2. 糖尿病性神经病变发病率有多少呢？

国外研究结果显示，如果单纯以临床表现来筛查，大约有 45% 的糖尿病患者存在 DSPN，如进一步以神经传导速度测定方法来筛查，则有 60%～75% 的患者存在 DSPN。我国学者在 2010 年至 2015 年发表的调查结果显示，在我国 2 型糖尿病患者里，患有 DSPN 的人群有 8.4%～61.8%。2016 年发表的研究结果显示，我国 DSPN 的患病率约为 53%。由此可见，DSPN 是糖尿病最常见的慢性并发症。

3. 糖尿病性神经病变是怎样发生的呢？

作为糖尿病慢性并发症之一，糖尿病性神经病变的发生、发

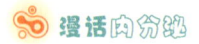

展与高血糖关系密切。长期高血糖状态或血糖波动幅度大,都可导致糖尿病性神经病变的发生、发展。然而高血糖或血糖波动并非导致糖尿病性神经病变的唯一原因。例如,国外学者研究结果显示 DSPN 在糖尿病前期即可发生。由此可见,糖尿病性神经病变的原因和发病机制复杂。目前研究结果显示,糖尿病性神经病变与高血糖及血脂代谢紊乱、胰岛素缺乏或胰岛素抵抗有关,其中涉及微循环障碍、新陈代谢紊乱、免疫紊乱、炎症因子水平升高等多种机制。

4. 糖尿病性神经病变通常有哪些表现?

糖尿病性神经病变有多种类型,涉及多个器官,因而临床表现多种多样。受篇幅限制,本文仅以 DSPN 为例介绍其表现。糖尿病自主神经病变等其他类型神经病变的临床表现可参阅本书下一节内容。

DSPN 最常见的症状是疼痛、麻木和感觉异常,其中疼痛可表现为烧灼样疼痛、电击样疼痛、针刺样或刀割样疼痛(锐痛)、酸痛、痒痛、冷痛等;感觉异常可以表现为位置觉异常、压力觉异常、平衡感减弱、温度觉异常等。DSPN 多从下肢远端(足趾、足底、足背等)开始发病,逐渐向上发展形成"袜套样""手套样"分布。DSPN 通常双侧肢体同时发病,或者一侧首先发病,另一侧很快也发病。

5. 怎样早期识别糖尿病性神经病变?

临床上有不少 DSPN 患者属于大纤维神经和小纤维神经混合型损伤,因而没有典型疼痛感觉,造成疾病在早期容易被忽视、漏诊的情况。因此,DSPN 常需进行体格检查、神经电生理检查来协助医生诊断。目前我们建议 2 型糖尿病患者在确诊时、1 型糖尿病患者在诊断后 5 年内，均应接受一次全面的糖尿病性神经病变筛查。此后，至少每年进行 1 次筛查。另外，由于 DSPN 在糖尿病前期即可发生，因此应当将有 DSPN 相关症状的糖尿病前期患者也纳入筛查范围。

6. 该如何预防糖尿病性神经病变？

如前文所述，糖尿病性神经病变涉及多种致病因素。因此，糖尿病患者应当让血糖、血脂等项目全面达标，才可有效预防糖尿病性神经病变的发生。除了规范接受降糖、降脂等药物治疗外，良好的生活方式（如坚持锻炼、生活作息规律等）、戒除烟酒等不良嗜好，也是防范糖尿病性神经病变的重要措施。

7. 糖尿病性神经病变跟糖尿病足有什么关系？

糖尿病性神经病变中，DSPN 常引起糖尿病患者双足感觉异常，因而在日常生活中，患者常不能及时察觉各种危险因素或损伤。例如，冬天用热水泡脚时，由于患者双足感觉异常，不能察觉水温过高，可导致足部皮肤烫伤；穿着新鞋时，由于患者双足感觉异常，不能及时察觉早期足部皮肤擦伤或压伤等。

糖尿病性自主神经病变可发生在全身上下多处器官，当发生在皮肤、汗腺时，会出现患处（如足部）皮肤干燥、皲裂、无汗，从而提高溃疡、感染的发生率，最终可能导致糖尿病足、坏疽。

因此，已知患有 DSPN 的糖友应当每日自行检查双足。如自行检查存在困难，需由家人或陪护者协助检查双足。如果发现足部创伤，则应尽早到糖尿病专科或内分泌科就诊。

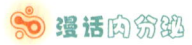

再认识糖尿病性神经病变

汪 锋 撰写   何万辉 修订

神经系统是人体生命的控制中枢，是人各种生理及心理活动的总控制中心。我们日常各种各样的生理活动无不在神经系统的调控下进行。我们心脏搏动受神经系统的调控；我们呼吸受到神经系统的调控；我们觉得饥饿、口渴，我们身上每一块肌肉的活动，我们对外界冷、热等环境变化或疼痛的感知，都有赖于神经系统给我们传递信号。可见如果神经系统出现了病变，轻则导致人体某种生理功能受损，重则危及生命。引起神经系统病变的原因众多，其中之一就是糖尿病。

糖尿病性神经病变是糖尿病的主要慢性并发症之一，其分类众多，临床表现变化多端，病变可累及全身上下任何一个神经细胞。当糖尿病患者出现了神经病变时，可出现以下一些表现。

1. 疼痛和感觉异常

导致疼痛与感觉异常的神经病变包括急性感觉性神经病变、多神经根病变、糖尿病肌萎缩、远端对称性多发性神经病变（DSPN），其中最常见的类型是DSPN。DSPN可表现为烧灼样疼痛、电击样或针刺样感觉，感觉麻木（有损伤但毫无察觉）或感觉过敏（不存在损伤却感觉疼痛、异常）。典型的神经性疼痛常在夜间加重，最常见于足部或下肢，部分患者可出现在手部，呈"袜套样""手套样"分布。进行体格检查时可发现患者振动觉、触觉、痛觉、温度觉和踝反射消失，同时可合并出现皮肤干燥、肤温降低（手足冰凉）。DSPN 常常引起糖尿病患者双足感觉异常，因而在日常生活中，患者常不能及时察觉各种危险因素或损伤。例如，由于患者双足感觉异常，冬天用热水泡脚时，不能察觉水温过高，导致足部皮肤烫伤；穿着新鞋时，不能及时察觉早期足部皮肤擦伤或压伤；更有甚者，曾有糖尿病患者足底被图钉刺入，导致图钉在足底长达一个星期没被发现。以上种种情形，都会引起糖尿病患者足部损伤从而诱发糖尿病足，最后可能因此导致截肢甚至危及生命。

此外，当感觉异常发生在膀胱，患者出现尿路感染时可能会因尿频、尿急、尿痛症状不明显而导致耽误病情。当感觉异常发生在心脏时，后果往往是致命的。因为患者一旦发生心肌缺血甚至心肌梗死，由心脏神经病变而导致的胸闷、胸痛症状就会明显减弱甚至消失，即出现无痛性心肌梗死，所以患者不但不会及时就医，反而甚至会继续从事体力活动，最终导致心力衰竭、心搏骤停而死亡。

2. 肌肉无力

糖尿病患者出现肌肉无力，一方面，可能是由糖尿病导致的脑血管病变（发生脑梗死，即脑卒中）所致；另一方面，可能是由糖尿病性多灶性神经病变、糖尿病肌萎缩所致。糖尿病性多灶性神经病变和糖尿病肌萎缩的患者都会出现患处剧烈疼痛。

3. 自主神经病变

糖尿病自主神经病变可以影响全身多个系统，包括心血管、胃肠道、泌尿道、生殖道等。其中，心脏自主神经病变危害最大，因其可导致患者在安静状态下心率仍大于 100 次 / 分，直立时诱发低血压。患者安静状态下心率大于100次/分，会大大增加心脏耗氧量，随着时间推移，会导致或加剧患者心力衰竭；直立性低血压可导致患者站立瞬间出现眩晕甚至一过性晕厥。以上两种情况都有可能导致猝死。

当自主神经病变出现在胃肠道时，患者可出现糖尿病性胃轻瘫，即胃排空延迟，患者可出现食欲下降、恶心、呕吐、腹胀等症状。当糖尿病患者由多食易饥转变成食欲下降、恶心、腹胀等表现时，需注意是否为糖尿病性胃轻瘫。另外，肠功能改变还可导致患者腹泻或便秘，或者腹泻与便秘交替出现。

当自主神经病变发生在泌尿道时，就会导致糖尿病神经源性膀胱，患者可出现排尿不尽、排尿不畅、尿失禁等，而排尿不畅、排尿不尽会导致尿潴留，从而导致反复尿路感染。尿潴留严重者还可出现肾盂积水，从而导致或加剧肾衰竭。

当自主神经病变发生在皮肤、汗腺时，会出现患处（最常见于下肢，尤其是足部）皮肤干燥、皲裂、无汗，从而提高溃疡、感染的发生率，最终可能导致糖尿病足、坏疽。

另外，自主神经病变还可导致机体对低血糖的反应灵敏度下降。临床上常见老年糖尿病患者出现低血糖时没有任何不适，从而延误低血糖的纠正时机，增加了严重低血糖（低血糖昏迷）的风险。

综上所述，糖尿病患者在日常治疗中，不但应注意自己口干多饮、多食易饥、多尿、体重下降的"三多一少"症状是否加重，还应注意有无出现肢体麻木、痹痛、感觉异常、胸闷心悸、肢体乏力、恶心、腹胀、尿频、尿急、尿痛、尿不尽等不适症状。如有疑问，请及时与主诊医生沟通。

溃疡、坏疽、截肢的元凶，糖尿病性下肢动脉病变

邓杏梅　撰写　　邓伟明　修订

故事汇

前文再续，书接上回。

张姨自从查清双足麻木的病因后，遵照医嘱治疗。经过中药、西药、内服、外洗等一系列综合治疗后，张姨双足麻木症状缓解了大半，秋去冬来不但症状没有加重，而且去年出现的"老寒腿"也好像减轻了一些。

刘大伯跟张姨住在同一个小区，是一位有着 8 年"糖龄"的老糖友。今年入冬以来，刘大伯双脚出现了没日没夜的冰冷感，棉裤子、羊毛袜，甚至雪靴都穿上了，大腿以上热得冒汗，双脚也暖和不了多少。刘大伯以往从家里到菜市场来回走几趟都面不改色，现在竟然单走一趟都感到困难——总是走到距离菜市场入口几个铺面的位置，双脚就因酸、麻、痛等不得不停下来。到了夜里就更折磨人——双脚冷得像冰块一样，还伴随着麻、痹、酸、痛感，经常把刘大伯折腾到凌晨才迷迷糊糊睡上一阵子。有一天，张姨、刘大伯和几位邻居在小区里遇到后闲聊起来。得知张姨用了药液熏洗双足后收效满意，刘大伯就照着配方去药店买了几包回来自己浸泡、熏

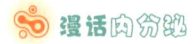

洗。时值寒冬,刘大伯冲调好药液后,不等蒸汽散去,未测水温就把双脚浸泡到滚烫的药液里!到第二天晚上,刘大伯准备再次熏洗、浸泡双足时,发现棉袜子上有点黏糊糊的东西。家人一看,吓了一跳!原来刘大伯双脚各起了一个水疱,右脚的水疱破了,流出的黄色液体把棉袜弄脏了。当晚家人给刘大伯右脚伤口进行简单消毒、贴上止血贴,第二天一早就带刘大伯来到医院就诊。

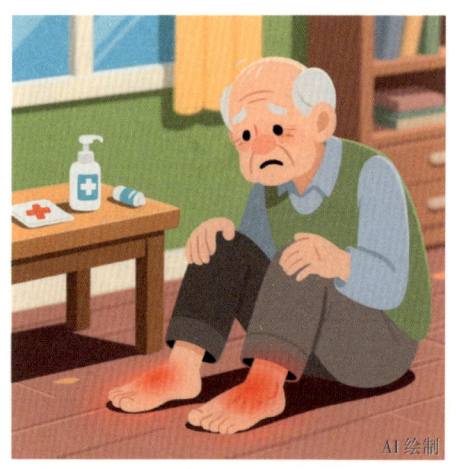

AI 绘制

医生详细询问病史得知,刘大伯还有高血压、高脂血症、冠心病病史,幸好一直规范服药,血糖、血压等各方面控制得还算可以,年轻时吸烟的坏习惯也戒掉几年了。医生诊察时发现刘大伯双小腿皮肤干燥、苍白,双足足趾淤暗,膝关节以下肤温降低,踝关节以下皮肤冰凉程度更为严重,双侧足背动脉和胫后动脉搏动微弱得几乎触摸不到。右脚烫伤后水疱已经破了,仍然有淡黄色渗液;左脚的水疱已经有点破损的迹象。主诊医生当即给刘大伯双脚的水疱进行渗液清理、消毒包扎等处理，同时安排刘大伯进行下肢血管彩超等相关检查。结果显示，刘大伯双下肢动脉出现多处斑块，动脉狭窄，其中胫后动脉和足背动脉都有严重狭窄，接近闭塞。幸好这次及时发现、及时处理足部损伤，经过半个月的努力，刘大伯双足创面顺利愈合。

医生告诫刘大伯，他罹患了糖尿病性下肢动脉病变，以后切忌未经专科医生和专科护士指导而擅自在脚上做治疗，尤其是涉及热、电、针刺等存在创伤风险的治疗，否则一旦发生创面延迟愈合、形成溃疡，就很容易发生坏疽，需截趾、截肢。

科普知识

1. 糖尿病下肢动脉病变是什么？

糖尿病下肢血管病变包括下肢静脉病变和下肢动脉病变。其中，下肢动脉病变（lower extremity arterial disease，LEAD）是全身动脉病变的局部表现，也是外周动脉病变的组成部分，是糖尿病常见慢性并发症之一，表现为下肢动脉的闭塞或狭窄。

2. 糖尿病患者都会出现下肢动脉病变吗？

下肢动脉病变的患病率随着年龄的增大而增加。与非糖尿病患者相比，糖尿病患者发生下肢动脉病变的风险是非糖尿病患者的2倍。我国糖尿病患者发生下肢动脉病变的比例高，漏诊率也高，治疗达标率却很低。国内研究结果显示，我国50岁以上2型糖尿病患者下肢动脉病变的患病率为21.1%；在这些合并了下肢动脉病变的2型糖尿病患者中，高达55.7%的患者并不知晓自己罹患了下

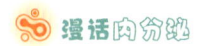

肢动脉病变，仅有 55.0% 的患者血糖达标、28.2% 的患者血压达标、42.5% 的患者血脂达标。

3. 糖尿病下肢动脉病变会有什么表现？

患者在疾病的不同阶段可有不同的表现，参照 Fontaine 分期标准，糖尿病下肢动脉病变大致上可分为四个阶段。

（1）Ⅰ期：无症状期

在病变早期，患者可无明显症状，此时通常需要进行下肢血管超声、CT 等影像学检查才可发现。

（2）Ⅱ期：间歇性跛行期

随着病情进展，患者可有下肢间歇性跛行症状。下肢间歇性跛行的具体表现为患者步行一段路后会出现下肢（通常在足部、小腿）疼痛、乏力而被迫停下、静坐，休息一段时间后症状消失，继续步行，再次行走相近距离时又会出现下肢疼痛、乏力等症状。其中每次行走的距离大致相同，每次症状缓解所需的休息时间也大致相同。随着病情进一步恶化，间歇性跛行症状会加重，具体表现为行走的距离越来越短、症状缓解所需的休息时间越来越长。

（3）Ⅲ期：缺血性静息痛期

当病情继续恶化，患者会出现下肢静息痛。下肢静息痛是指患者即使不行走活动，下肢仍有疼痛。下肢静息痛可在下肢遇冷（如天气变冷、被冷风吹等）和夜间时发作或加重。患者可感到下肢，尤其足部冷、痹、酸、痛，疼痛程度严重时可导致彻夜难眠、无法平卧。在这一时期，患者下肢可出现皮肤营养不良（皮肤淤暗、多处类圆形褐色皮肤萎缩斑、汗毛脱落）、干燥、弹性下降、色素沉着，肌肉萎缩，肤温降低，足背动脉和胫后动脉搏动微弱甚至消失。

（4）Ⅳ期：缺血性溃疡、坏疽期

患者既可因为足部外伤、创面不能愈合、发生感染而导致溃疡、肢体坏疽；也可以在无外伤等诱因下，足部出现自发性溃疡、坏疽。

4. 糖尿病下肢动脉病变跟糖尿病足、截趾、截肢有什么关系？

下肢动脉病变与糖尿病足关系非常密切。如上文所述，下肢动脉病变的病情进展到终末期就会出现足部溃疡、坏疽，从而导致糖尿病足的发生。国外研究显示 47.5% 的糖尿病足患者存在下肢动脉病变，合并下肢动脉病变的糖尿病足患者创面愈合率明显低于没有合并下肢动脉病变的糖尿病足患者。我国研究结果显示，有 59.0%～62.9% 的糖尿病足患者存在下肢动脉病变。与糖尿病性神经病变引起的神经性溃疡相比，下肢动脉病变引起糖尿病患者足部缺血性溃疡的复发率更高，其截肢率也增加了 1 倍。

5. 我们可以怎样预防糖尿病下肢动脉病变？

（1）危险因素评估

a. 年龄＞50 岁；b. 高血压，尤其收缩压＞150 mmHg；c. 合并心、脑血管疾病；d. 血脂异常；e. 吸烟；f. 既往有足坏疽病史。

（2）筛查方法

1）动脉触诊：全面的踝部动脉搏动触诊及股动脉杂音听诊检查，对于诊断或排除下肢动脉病变具有重要意义。如果患者无下肢缺血症状、无阳性体征，且动脉搏动正常则可排除下肢动脉病变。但如果有某一项可疑或患者要求进一步检查，均应进行踝肱指数测量及彩超检查。

2）踝肱指数和趾肱指数评估：踝肱指数和趾肱指数是评估下肢缺血程度的常用指标，具有价廉、简便、可重复性好和特异性强的优点，常用于下肢动脉病变的筛查。

3）经皮氧分压测定：经皮氧分压测定是一项无创检测下肢动脉缺血的方法，在糖尿病下肢血管病变程度、疗效判断中具有一定的临床意义。

4）影像学检查：血管超声具有简便、重复性好、价格低廉等优点，所以易被患者接受。彩超可以观察动脉血管内径、内中膜厚度、斑块大小、管腔狭窄或闭塞情况，同时还能显示动脉血流充盈情况及血流速度。但彩超检查空间分辨率较差，容易高估血管的狭窄程度，不能对糖尿病下肢血管的整体结构及血供进行评价。其他影像学检查方式包括数字减影血管造影（DSA）、计算机体层摄影血管造影（CTA）、磁共振血管成像（MRA），需由专科医生根据实际病情所需来进行选择。

(3) 生活方式干预

首先，必须戒烟！吸烟是下肢动脉病变的重要危险因素，会增加患者截肢风险。持续吸烟的患者下肢动脉旁路术失败的风险增加3倍以上。与持续吸烟的患者相比，戒烟后的下肢动脉病变患者总存活率有所提高。

其次，适当步行锻炼。方法是平路步行，运动强度达到引发间歇性跛行后进行休息，疼痛等症状缓解后继续步行，如此反复进行，坚持30～45分钟，每周进行至少3次。

最后，戒酒、低脂饮食、注意下肢保暖、穿着合适鞋袜等，也是必不可少的措施。

6. 糖尿病下肢动脉病变患者应该注意哪些事项？

规律随诊、规范用药、做好血糖血压等各项指标的监测和记录，这些是糖尿病患者必须做好的工作。

在这里需要强调的是，下肢动脉病变与冠状动脉疾病、脑血管疾病具有共同的发病因素、共同的发病机制。国内外都有研究结果说明，合并下肢动脉病变的糖尿病患者常同时罹患心、脑血管疾病，而且导致下肢动脉病变患者死亡的"头号杀手"就是心、脑血管疾病（如心肌梗死、心力衰竭、脑梗死、脑出血等）。因此，当发现存在下肢动脉病变时，患者需进一步全面检查心、脑血管情况。反之亦然，当糖友发现合并心、脑血管疾病时，也应进行下肢血管检查以排查下肢动脉病变。

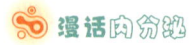

糖尿病足，糖尿病严重的慢性并发症之一，糖友须谨慎！

陈玉玲 撰写　何万辉 修订

故事汇

今年 80 岁的梁伯是一位有 23 年糖尿病病史的糖友，冬天寒风凛冽，梁伯手脚冰冷，夜间难以入眠，于是他打来一盆热气腾腾的热水把双脚伸进去泡，虽然反复加热水，梁伯双足皮肤已经潮红，但他仍觉水温不够。次日，梁伯发现右足背起一小水疱，当时足部无疼痛故未重视，继续热水泡脚，虽水疱进行性增大并溃破渗液，但梁伯仍自觉溃破处无疼痛等不适，3 天后右足红肿蔓延至踝关节，局部溃破流脓，可触及波动感，肤温高，伴有寒战高热，经家属劝说后梁伯来医院求诊。

入院时梁伯精神疲倦，怕冷，体温 38.9 ℃，肢端肤温低，血压 90/50 mmHg（提示存在休克的风险），皮肤弹性差，右足见一溃破口，大小约 3.0 cm×3.0 cm，溃破口见脓性分泌物渗出，局部波动感明显。入院后多个炎症标志物结果都显示感染严重，伤口分泌物培养及血培养均培养出同一种细菌，表明存在糖尿病足引起的菌血症、感染性休克风险。经积极抗感染、补液扩容、控制血糖、伤口清创换药引流排脓处理，梁伯生命体征暂时平稳，但右足溃烂进行性加重，仍反复发热，最后骨科医生会诊后拟行截肢手术治疗。

科普知识

1. 什么是糖尿病足？

糖尿病足是指糖尿病患者因下肢远端神经病变和血管病变导致的足部感染、溃疡，甚至深层组织破坏，糖尿病足是糖尿病严重的慢性并发症之一。

2. 糖尿病足会带来哪些危害？

由于糖尿病患者免疫力、抵抗力下降，且血管较差，在高糖的环境下更容易滋生致病微生物，故足部出现伤口时往往病情进展迅速，短时间内可出现足部完全坏疽。若出现截趾甚至截肢时，不单影响美观，更加影响生活质量。糖尿病足伤口难以愈合，导致住院时间延长，增加糖尿病患者的经济负担，影响患者日常生活及工作。

3. 为什么糖尿病患者泡脚容易导致糖尿病足？

随着糖尿病病程延长，尤其是血糖水平不达标的患者，容易发生远端对称性多发性神经病变（DSPN）。患者肢体，尤其是足部，可出现麻木，触觉、痛觉、温觉等感觉减退等。当泡脚期间因水温过高而导致烫伤时，神经病变令糖尿病患者无法感知足部损伤。此外，糖尿病患者的伤口，特别是长期血糖控制欠佳的糖尿病患者的伤口犹如一个营养丰富的培养皿，容易滋生细菌、真菌等微生物，所以糖尿病患者的伤口容易发生感染，发生感染后控制难度大且病情进展迅速，伤口愈合慢。

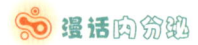

4. 糖尿病患者可以泡脚吗?

可以！但要讲究方法。糖尿病患者泡脚时要由家属测试水温或使用温度计监测水温，水温不可超过 40 ℃；泡脚时间不宜过长，控制在 20 分钟左右，否则容易损伤皮肤。

5. 哪种情况下更容易并发或再次发生糖尿病足?

a. 糖尿病病程超过 10 年；b. 男性患者；c. 高血糖未得到控制；d. 合并心血管病变；e. 合并肾脏、眼底病变；f. 合并周围神经病变；g. 足底压力改变；h. 周围血管病变；i. 以往有截肢史；j. 其他，如各种外伤、烫伤、职业危害、孤独、吸烟、缺乏糖尿病知识等。

6. 糖尿病足常见的诱因及病因是什么?

糖尿病足常见诱因：趾间或足部皮肤瘙痒，搔抓致皮肤溃疡；水疱破裂；烫伤；碰撞伤；修脚损伤；新鞋磨破伤。糖尿病足常见病因：远端对称性多发性神经病变；糖尿病周围血管病变；代谢因素；吸烟；其他因素如男性性别、年纪大、肥胖、缺乏相关教育、饮酒等。

7. 为何有些糖尿病足患者无明显疼痛，而有些糖尿病足患者疼痛难忍?

糖尿病足可分为神经型、缺血型、混合型三类。无痛性神经病变常常是糖尿病足发生的高危因素之一，此类型糖尿病患者通常对烧伤、碰伤、磨破、水疱等损伤无疼痛等感觉，此时，发生严重足病的风险就会大大提高。以血管病变为主的糖尿病足早期可表现为足部皮肤苍白或青紫，足趾冰凉、皮肤温度低，小腿痛性痉挛、疼痛，严重者可因疼痛而跛足行走，伤口经久难愈。相关的临床表现：足部血管搏动减弱或消失；足部多普勒血管检查提示血流速度减慢、足部血压下降；皮肤温度降低。

8. 糖尿病患者为何肢体容易出现水疱？

糖尿病患者肢体起水疱主要原因有以下几点。

（1）烫伤。糖尿病患者由于周围神经病变导致下肢温度觉减退，热水泡脚时容易因水温及泡脚时间把握不好而出现高温烫伤的情况。

（2）穿鞋磨损。这个比较常见，比如新鞋可能比较硬或者鞋子不合脚，又比如长时间走路，都会形成水疱。

（3）不明原因出现水疱。可能因长期血糖控制欠佳引起微血管和神经病变，导致皮肤代谢异常，组织细胞受损，细胞破裂，组织液渗出就形成水疱甚至血疱。

9. 糖尿病患者伤口如何处理？

足部受伤的紧急处理：用清水或盐水清洗伤口，轻轻拭干；用医用敷料覆盖；每天更换敷料。警示：如果伤口在48小时内没有好转迹象，或局部出现红、热、肿等表现，即使感觉不到任何疼痛，也应立即去医院找医生进行处理。因为可能存在的神经病变会使人感觉不到任何疼痛！

10. 糖尿病患者如何进行足部护理？

a. 每天检查双脚，包括趾间，必要时由家属或护理人员帮助；b. 避免烫灼伤；c. 对于干燥的皮肤，可使用润滑油或乳霜，但不要在足趾之间使用；d. 直接横剪指甲，棱角可用指甲锉修平；e. 不要使用化学药剂或药膏去除鸡眼或胼胝；f. 穿鞋子之前检查鞋内有无异物；g. 避免赤脚行走；h. 定期就诊，由医护人员检查双脚；i. 发现足部皮肤起水疱、割伤、刮伤或疮痛，立即就诊。

11. 糖尿病患者如何挑选鞋、穿鞋？

不合适的鞋通常是引起拇囊炎、鸡眼、胼胝（老茧）、锤状趾等足病的根源。不合适的鞋袜能引起足部损伤，往往导致溃疡形成，甚至截肢。

建议在下午时段买鞋，因为脚在下午都会有一定的肿胀。上午试穿合适，下午则可能不合适。

买鞋时，需穿着袜子试鞋且两只脚同时试穿，穿鞋时动作要慢。

对于新鞋，穿 30 分钟后应脱下检查双脚是否有压红的区域或摩擦的痕迹；从每天穿 1～2 小时开始，逐渐增加穿戴时间，确保及时发现潜在的问题。

穿鞋前，应检查鞋里是否存在粗糙的接缝或异物。

不要穿外露足趾的凉鞋，也不要赤脚穿鞋。

12. 糖尿病患者如何挑袜子？

选择使用天然材料，如棉线、羊毛等制成的袜子；袜子不宜太小，也不能太大；袜子的上口不宜太紧，否则会影响脚的血液循环；袜子的内部接缝不能太粗糙，否则会对脚造成伤害；袜子应每天更换。

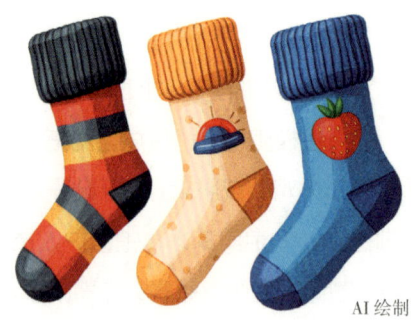

AI 绘制

糖尿病与感染,一场风与火交织的灾难

邓杏梅　撰写　　邓伟明　修订

故事汇

黄叔年近古稀,独自在郊区居住,远离了都市的烦嚣,偶尔下田种些青菜萝卜,生活悠然自得。儿女都在市中心工作、居住,节假日都会来郊区探望父亲。一日,黄叔赤脚从菜田走出来时,左脚被小木刺扎伤。黄叔自行拔出木刺后连忙去村里的卫生室求诊。卫生室医生清洗了黄叔的伤口,确认没有异物残留后,就给黄叔包扎好,开了一些口服的抗菌药物。

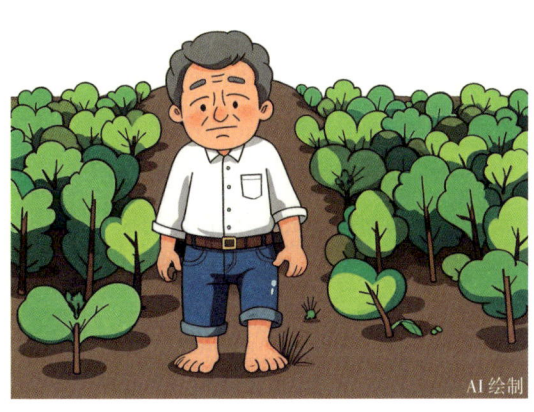

黄叔回家后按医嘱服药。因为伤口疼痛不明显,黄叔也没太

在意，依旧过着日常生活。但是一周过去了，黄叔左脚的伤口丝毫没有愈合的趋势，反而逐渐肿胀起来，范围越来越大。卫生室医生看到这情况，就给黄叔测了一次血糖。血糖仪屏幕上赫然显示"23.8 mmol/L"！医生追问得知黄叔前几年跟子女在市区生活时，曾经体检发现血糖升高。但当时子女工作繁忙，黄叔自己也嫌去大医院就诊麻烦，故而未行进一步诊治。医生当即建议黄叔去市区就医。但黄叔觉得伤口没那么痛，更没有发热、口干等症状，只是左脚走路不太灵活，就没听从医生的建议，继续回到家里自行在伤口处涂抹消毒药水、自行用纱布包扎。如是这般又过了2周，其间黄叔还几次下田收割青菜和拔萝卜。

适逢中秋，儿子和女儿都回到郊区家中陪黄叔。他们发现，明明暑热还没完全散去，但老爸却穿着长裤和厚厚的长筒袜，双脚穿着一双保暖绒毛拖鞋——跟以往背心、短裤、光脚丫到处跑的样子完全相反！一再追问之下，黄叔才告诉儿女左脚受伤，这几天自己发现伤口发出了一些臭味。因为儿子、儿媳、女儿、女婿和孙子都回来过中秋，他怕脚上的臭味熏到家人，才穿成这个模样！在家人一再坚持下，黄叔很不情愿地打开左脚的纱布，家人差点当场把晚餐全呕出来——黄叔左脚肿胀得几乎是正常的2倍，足底鼓起一个大包，上面一个小洞洞有黄白色脓水流出，第4、第5足趾连同足外侧缘已经变黑，更要命的是一股怪味瞬间充斥着整个房间！

当晚家人就驾车把黄叔带到医院，从急诊科收治住院。经过检查，接诊医生初步判断黄叔左脚里面存在大量脓液，需要紧急清创、排脓。手术刀尖划开皮肤的刹那，一股脓液从切口处如"瀑布"般倾泻而出。在随后的日子里，黄叔多次进出手术室，接受了多次清创、引流手术，才把左脚里面的坏死肌肉、筋腱、碎骨清除完毕。因为感染严重，黄叔在住院期间还出现过心力衰竭，幸好抢救及时，才与死神擦肩而过。最后，黄叔以失去第4、第5足趾和部分跖骨为代价，保住了左脚。

科普知识

1. 为什么在日常生活中，糖尿病患者一个小小的伤口就会造成这么严重的后果呢？

糖尿病患者机体免疫功能降低，容易并发各种感染，主要原因有以下几个方面。

（1）皮肤破损

皮肤的完整性是机体抵御细菌侵犯的第一道防线，而糖尿病患者的血管病变及周围神经病变广泛存在，皮肤易损、易裂，为细菌侵犯打开了方便之门。

（2）血糖浓度高

高浓度血糖有利于细菌的生长繁殖，且可抑制白细胞的趋化性、移动性、黏附能力、吞噬能力及杀菌能力；此外，糖尿病易并发中、大血管病变，血流缓慢和血液供应减少时，可妨碍白细胞的动员和移动，进而减退糖尿病患者细胞免疫功能和抵御感染的能力。

（3）免疫力下降

糖尿病伴有营养不良与低蛋白血症时，免疫球蛋白、抗体及补体生成明显减少。

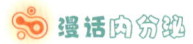

（4）失水

糖尿病患者常伴有失水，失水有利于细菌等致病微生物的生长繁殖。

（5）组织缺血缺氧

血管硬化，血流减少，组织缺血和缺氧，有利于厌氧菌的生长。

糖尿病患者合并的各类型感染中，以细菌感染最为常见。在血糖控制较差的患者中真菌感染亦较常见。糖尿病并发感染可形成一个恶性循环，即感染会导致高血糖难以控制，而高血糖又会进一步加重感染。感染可诱发糖尿病急性并发症，感染也是糖尿病患者的重要死因。

2. 哪些糖尿病患者需要特别注意是否合并感染呢？

年龄＞60岁、长期血糖控制不达标、糖尿病病程长、足部溃疡严重（面积广、范围深、时间＞30天）、下肢血管病变严重、保护性感觉丧失（如疼痛感减弱甚至消失）、肾功能不全、有赤脚步行史者。

3. 除了糖尿病足，糖尿病患者常见的感染还有哪些？

（1）尿路感染

尿路感染患者中，女性更常见，其主要原因有两个：一是糖尿病患者尿中葡萄糖较多，有利于细菌生长；二是女性泌尿道、生殖道的解剖生理特点增加了诱发感染的概率。若合并自主神经病变，容易致膀胱肌无力和尿潴留，有利于泌尿道的细菌繁殖。并发尿路感染有时可导致严重并发症，如肾盂肾炎、肾及肾周脓肿、肾乳头坏死和败血症。

(2) 呼吸道感染

其最常表现为上呼吸道感染和肺炎,糖尿病患者是肺炎球菌感染的菌血症高风险人群,毛霉菌病及曲霉病等呼吸道真菌感染亦多见,糖尿病患者发生院内菌血症的风险很高,病死率高达50%。

(3) 结核

糖尿病患者结核的发生率显著高于非糖尿病患者,并且多见非典型的影像学表现。糖尿病易伴发结核菌感染的原因可能是:a. 糖尿病患者常有糖、蛋白质和脂肪代谢紊乱,导致营养不良,并且容易感染结核菌;b. 当血糖升高及组织内糖含量增高时,形成的酸性环境减弱了组织抵抗力,使抗体形成减少,免疫功能减弱,这些均有利于细菌繁殖生长;c. 糖尿病患者缺乏维生素A,使呼吸道黏膜上皮的抵抗力下降,易致结核菌感染。

(4) 口腔感染

糖尿病患者的唾液量减少、流率减慢,唾液中葡萄糖浓度升高,唾液pH下降,使口腔的自洁力下降。口腔内环境改变,易引起各种病原微生物的滋生和繁殖,导致口腔发生多种疾病,如舌炎、口炎、牙龈炎和牙周炎等,急性感染如颌面部间隙感染若不及时治疗可能危及生命。

(5) 胆囊-胆道感染

糖尿病易并发胆囊炎和胆囊结石,其原因可能与糖尿病脂质代谢紊乱、自主神经病变、胆囊功能障碍和胆汁排泄障碍有关,而胆囊结石又易并发胆源性胰腺炎,加重糖尿病。

4. 怎样防范感染?

糖尿病合并感染的预防尤为重要。平时要养成良好的饮食和生活习惯，多运动，增强机体抵抗力，多饮水，多排尿，保持皮肤、口腔和会阴部清洁卫生，避免皮肤损伤，加强血糖控制和监测，加强自身卫生并进行必要的免疫接种，这些在一定程度上可有效预防严重感染的发生。建议所有 2 岁以上的糖尿病患者接种肺炎球菌多糖疫苗；65 岁以上的患者如果以前曾经接种过肺炎球菌多糖疫苗，而接种时间超过 5 年者，需再接种一次。年龄 ≥ 6 个月的糖尿病患者每年都要接种流感疫苗。当发生严重感染时，以严格控制血糖为首要治疗措施，其中胰岛素治疗是强化控制血糖的首选；此外还需进行有效的抗感染治疗，并根据药物敏感试验结果，及时调整抗生素的种类。

  需要强调的是，糖尿病足创面感染是糖尿病患者最常见的感染之一。糖尿病足创面感染治疗难度大，由此导致截肢、致残甚至致死的风险高。有研究结果显示，大约 50% 的糖尿病足感染患者的临床表现不典型，尤其是存在严重的下肢血管病变、严重周围神经病变、长期高血糖、糖尿病病程较长、年老的患者。所以，糖尿病患者一旦发生外伤（尤其下肢损伤），务必在糖尿病专科或内分泌科随诊。

糖友的头号杀手——心血管疾病

何万辉　撰写

故事汇

张大叔年近古稀，患糖尿病将近 20 年，是一名"资深"的糖友。张大叔一向都遵照专科医生要求用药、监测血糖、定期复诊，所以每当血糖出现一点变化时，治疗方案都能够及时调整，因而长期血糖都能保持达标。虽然张大叔随诊、用药、监测都做得几乎满分，但有两样毛病一直改不了——烟不离手、酒不停口——每天一包烟、每晚两杯酒。因为这 20 年来每天都神采奕奕、精力充沛，所以无论医生还是家人规劝戒烟戒酒，张大叔都是一笑置之。

新年过后，张大叔逐渐感到身体状况有所下降：多走一段路就觉得非常疲劳，夜里双脚又麻又冷。跟主诊医生反映情况后，医生给张大叔安排了一些初步检查。结果显示，张大叔双下肢的动脉存在多处狭窄、心电图显示有包括二度 I 型房室传导阻滞在内的多种心律失常。张大叔住院后，进一步做了冠状动脉 CTA，结果让所有人都大吃一惊：冠状动脉无论左侧还是右侧，无论近端、中端还是远端都存在大量斑块，导致多处狭窄，狭窄最轻的都有 50%，最严重的竟然达到 100%。这意味着，张大叔处于随时出现急性心肌梗死甚至猝死的危险之中。主管医生不敢怠慢，立刻叫来心血管科

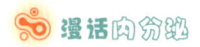

医生紧急会诊，并且安排张大叔转科到心血管科进行专科治疗。后来，幸好发现及时、处理及时，张大叔接受了冠状动脉旁路移植术（俗称"搭桥"）后，顺利出院。

张大叔无疑是幸运的。因为相比之下，陈大哥错过了幸运之神抛出的橄榄枝。陈大哥40出头，患糖尿病10年。因为工作关系，各种应酬不断，吸烟、喝酒、熬夜样样俱全。跟张大叔相似，陈大哥也做了冠状动脉CTA，发现左侧冠状动脉狭窄最严重处达99%。然而手术当天，在送往手术室的路上，陈大哥在毫无先兆的情况下突发心搏骤停。即使当场用自动体外除颤器（AED）除颤成功，恢复了心跳，但最后陈大哥仍然逃不过死神的镰刀……

科普知识

1. 糖尿病患者的心血管疾病就是冠心病吗？

糖尿病患者的心血管疾病并不仅仅是冠状动脉粥样硬化性心脏病（简称"冠心病"），而是包括动脉粥样硬化性心血管疾病和心力衰竭。其中动脉粥样硬化性心血管疾病包括冠心病、脑血管疾病和周围血管病变。所以冠心病只是糖尿病心血管疾病中的一种情况。

2. 糖尿病患者的心血管疾病有多大危害呢？

糖尿病患者的心血管疾病是糖尿病患者的主要死亡原因。糖尿病是罹患心血管疾病的独立危险因素。与非糖尿病患者相比，糖尿病患者罹患心血管疾病的风险增加2～4倍、糖尿病患者因心力衰竭而住院的风险增加2倍。糖尿病周围血管病变是心血管疾病之一。与我们日常关系最密切的周围血管病变是糖尿病性下肢动脉病变。糖尿病性下肢动脉病变是糖尿病足的发病机制之一，其导致的足部溃疡具有复发率高、截肢率高的特点。

与非糖尿病患者相比,糖尿病患者心血管疾病的病变范围更广泛。而且糖尿病患者很容易并发神经病变。当糖尿病患者合并心脏自主神经病变时,会让患者的疼痛感减弱,从而出现无痛性心肌缺血、无痛性心肌梗死,从而增加猝死风险。这就像房子里的火灾自动报警系统失灵,火灾初发时火灾自动报警系统不能发出警报,最终导致大火一发不可收拾。上文提到的张大叔、陈大哥就是典型病例——心血管疾病降临的早期,患者无任何胸痛、胸闷等相关症状,导致错失早期诊治时机。当病情发展到最严重的阶段时,就不是所有人都能幸运地逃过一劫了。

3. 哪些糖友属于心血管疾病高危人群?

糖尿病患者出现以下情况中的任意一项,就属于心血管疾病高危人群:a. 糖尿病病程长,或血糖控制不良;b. 年龄 > 40 岁;c. 高血压;d. 血脂异常;e. 肥胖;f. 吸烟;g. 早发冠心病家族史;h. 靶器官损害(如蛋白尿、肾功能损害、左心室肥厚、视网膜病变等)。

4. 糖尿病患者怎样预防和应对心血管疾病?

(1)合理膳食结构

糖友的膳食结构中碳水化合物所提供的能量应占总能量的 50%～65%。富含碳水化合物的食物是指米面等主粮、薯芋等含淀粉丰富的食材。其中提倡增加全谷物、杂粮的摄入量,但包括水果、含糖调味料等富含游离糖的食物应注意控制分量。脂肪和蛋白质提供的能量应各占总能量的 20%,其中饱和脂肪酸的摄入量比例应控制在饮食总能量的 7% 以下。每日摄入钠不高于 6 g,对于正在接受利尿剂治疗的患者,需要适当补充钾。

简单来说,我们建议糖友日常饮食里仍需保留一定分量的粮食,粮食的选择可以是大米、小米、大麦、小麦、玉米等,而且提倡增加粗粮的比例。肉类的分量仍需受到控制,不能太多,更不能选择肥肉。烹饪方式也要注意,应当以白灼、清蒸为主,煎炒、油炸应当避免,尽可能减少食用油的用量。水果需要节制,酱料等调味剂也应当控制用量,少用甚至不用。

(2)规律运动

每周进行与心肺功能相匹配的运动5次,每次运动时间约30分钟。如没有禁忌证,每周进行2~3次抗阻运动。尤其中老年患者,应当根据身体状况坚持适当活动,避免久坐不动。

我们建议糖友日常可通过平路步行的方式进行锻炼,根据自身身体状况决定步行距离、时间和速度。年龄稍大的糖友可以做五禽戏、八段锦、太极拳等传统医学保健运动。

但需要注意的是,糖友出现以下任意情况时,需暂缓运动:a. 严重高血糖(如血糖 > 16.7 mmol/L 时),因为此时有发生糖尿病性酮症风险,剧烈运动会加重水分丢失从而进一步增加糖尿病性酮症的风险;b. 低血糖反复发作或血糖波动幅度大;c. 合并急性感染;d. 存在增生型视网膜病变、重度黄斑水肿等视力受损情况;e. 严重肾病;f. 不稳定型心绞痛、严重心律失常、短暂性脑缺血发作等严重心、脑血管疾病。

(3)戒烟,戒酒

吸烟的危害已经得到充分论证,戒烟带来的好处也已经举世皆知,这里就不再赘述吸烟与戒烟的内容了。总之,一句话:立刻戒烟!而不吸烟的糖友则需要注意避免被动吸烟。

酒精的危害也是明确的。酒精会对降糖药、降压药等多种药物的药效和药物代谢产生干扰。饮酒也会增加糖尿病患者低血糖风险。然而与戒烟不同的是，部分严重酒精依赖的糖友，并不适宜立刻完全停止饮酒。因为严重酒精依赖的糖友，突然完全停止饮酒，可能会出现一些戒断症状。所以，有严重酒精依赖的糖友首先需要限制饮酒，可以通过每日减少饮酒量5%～10%的方法逐渐减少饮酒，最终停止饮酒。

（4）控制体重

糖友的理想体重是体重指数在20.0～23.9 kg/m^2。糖友也需要注意纠正腹型肥胖，男性腰围应＜90 cm、女性腰围应＜85 cm。超重、肥胖者应在专科医生指导下进行减重治疗；消瘦者则应通过合理的医学营养治疗方案达到并长期维持理想体重。

（5）注重心理健康

乐观和积极的生活态度对任何疾病的预防、控制都有利。

（6）规律专科随诊

已有多项大型研究结果表明，单纯严格控制血糖并不能很好地预防、控制糖尿病患者心血管疾病的发生和发展。糖尿病患者应当注重血糖、血压、血脂、血尿酸等多方面综合控制，并且达到控制目标，才可以有效预防、控制心血管疾病的发生和发展。

第三章
糖尿病的管理

糖尿病是一种慢性疾病,不能速胜于朝夕之间,而要采取持久战的策略。要在持久战中立于不败之地,糖友需学会进行自我管理。所谓管理,就是对各种风险有充分认知、提前做好防范。在本章,我们一起看看怎样把这"甜蜜的负担"管控起来。

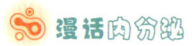 漫话内分泌

"五驾马车",糖尿病管理与治疗的五大核心措施

何万辉 撰写

故事汇

刘姨去年刚退休,今年在社区卫生服务中心体检时发现血糖升高,进一步接受口服葡萄糖耐量试验和糖化血红蛋白检测,结果符合糖尿病标准。刘姨得知自己患了糖尿病,立刻打开各个公众号、视频号、"A 站"、"B 站"、"C 站"等信息平台,搜索查询糖尿病的相关健康知识。

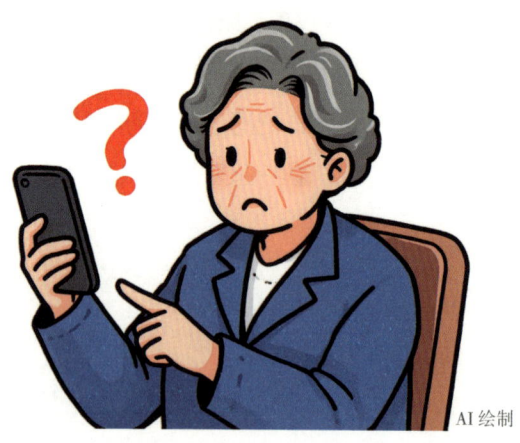

AI 绘制

起初，一个公众号说糖尿病患者吃米饭后血糖升高明显。刘姨看到，当天晚餐就开始"断粮"——不吃米面等主食，全部吃肉、蛋、蔬菜。过了几天，某段视频又说糖尿病患者多吃肉，不利于控制体重，最终不利于综合指标达标，无法有效预防并发症。于是刘姨每日三餐都以坚果、鸡蛋、牛奶、蔬菜为食。2周熬下来，刘姨感到头晕乏力、恶心腹胀。这时，又有一条推文引起刘姨注意：里面内容大致意思是说糖尿病患者不做体育锻炼，病情无法有效控制，运动治疗对糖尿病的意义重大。刘姨看了以后，就天天慢跑、打太极拳、跳广场舞，"忙"得不亦乐乎，却不再关注饮食了，每次运动完想吃什么就吃什么。结果，不到一个月，刘姨感到腰酸背痛、双膝双脚肿痛时隐时现，连去菜市场买菜都感到吃力，而且体重不降反升。

这天，刘姨想去药店买点治疗跌打损伤的膏药贴一下腰膝痛处，却发现有一款"磁疗贴"，宣传资料称可以通过外治来调理血糖。刘姨看到满心欢喜，买了几大盒回家，按照宣传海报上的用法，贴在腹部、脚底等部位。刘姨发现，经过一晚的时间，每次把"磁疗贴"撕下来时，接触皮肤那面总是变得湿漉漉的，正如销售人员所说的那样"把体内的湿气吸出来了"。刘姨满心欢喜，以为找到救命稻草了，每晚都准时贴上几片才睡觉。但是又过了两周，刘姨发现身上、脚上凡是贴过"磁疗贴"的地方都出现许多红疹，瘙痒不止，而且范围越来越大。这下子，刘姨被折腾得无所适从，只好来到内分泌科门诊求诊。

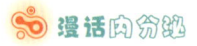

科普知识

因糖尿病导致的死亡风险上升（致死）、截肢或重要器官功能障碍（致残）和生活质量下降，犹如三个魔窟，时刻对糖友的身心健康发出威胁。这三个"魔窟"共同构成一个"黑暗三角形"，范围日渐扩大，逐步笼罩在每一位糖友的周围。要逃离这个"黑三角"，我们需要"五驾马车"一齐驱动，带领糖友奔向光明。"五驾马车"分别是什么？下面让我们一起去了解一下。

1. 患者教育

糖尿病是一种长期慢性疾病。患者的日常行为和自我管理能力是影响糖尿病控制状况的关键因素。糖尿病的控制不是以往观念里的治疗，而是全面的、科学的管理。糖尿病自我管理教育是患者的"必修课"。糖尿病患者在诊断后，均应接受糖尿病自我管理教育以掌握相关知识和技能，并且需要不断学习。

2. 控制饮食

生活方式干预贯穿糖尿病治疗全程。控制饮食是生活方式干预的重要组成部分。对于 2 型糖尿病患者而言，通过改善饮食模式和习惯、调整饮食营养结构、由专科营养师或医生指导个体化营养治疗，糖化血红蛋白的降幅可以高达 2.0%。各位须知，到目前为止，除胰岛素等个别注射剂型降糖药物之外，没有一种口服降糖药物在单独使用时能够让患者的糖化血红蛋白降低超过 1.5%。换言之，科学的饮食方法是控制糖尿病病情的关键一环，也几乎是最有效的一环。

3. 适当运动

运动锻炼对于糖尿病患者，尤其是2型糖尿病患者的综合管理而言，具有重要意义。规律运动可增加胰岛素敏感性、改善患者生活质量，有利于控制血糖、减少心血管危险因素等。有研究结果显示，适当运动可使2型糖尿病患者的糖化血红蛋白下降0.66%，而且坚持规律运动的糖尿病患者死亡风险显著降低。

4. 血糖监测

血糖监测是糖尿病管理中的重要组成部分，其结果有助于评估糖尿病患者的病情，从而制订与调整降糖治疗方案。血糖监测包括多个方面：毛细血管血糖监测、持续葡萄糖监测、糖化血红蛋白监测和糖化白蛋白监测等。就目前而言，对于绝大多数糖友来说，利用快速血糖仪进行的毛细血管血糖监测和糖化血红蛋白监测是在日常生活中运用最多的监测手段。所有糖尿病患者都需要采用毛细血管血糖监测来进行自我血糖监测。自我血糖监测涉及多个不同时间点，如餐前血糖、餐后2小时血糖、睡前血糖、深夜至黎明时间段内血糖等。专科医生会根据患者的实际情况（年龄、病程、并发症与合并症、治疗方案等）制订患者自我血糖监测的方案。建议糖友遵照主诊医生的要求进行自我血糖监测，并且务必准确记录数据，每次复诊时必须携带自我血糖监测记录并交给主诊医生查看。

5. 规范用药

糖尿病的病情跟饮食、运动关系密切。因而，临床上有一些治疗糖尿病的药物在服药方法、时间等方面，存在一些特殊要求。例如，α-葡萄糖苷酶抑制剂、格列奈类药物需要在进餐前服用，二甲双胍随餐服药可以减轻胃肠道反应。与许多药物相同的是，降糖药

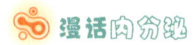

物必须遵从专科医生的医嘱服用/使用，切忌擅自更改剂量和/或用药方法。如磺脲类药物、胰岛素、格列奈类药物的降糖效果显著，但存在较高的引起低血糖的风险。因此，使用不当（尤其擅自增加剂量）可诱发低血糖而导致严重后果。

6. 其他措施

糖友还需注意，除了上面提到的五大核心环节，戒烟、戒酒、控制体重也是糖友必须做好的工作。

本文内容是为了给大家明确一个观念：糖尿病的防控绝非仅仅药物治疗，而是一项需要专科医护人员与糖友及其家属紧密合作的"系统工程"。从五大核心环节可以看出，在治疗糖尿病的过程中，患者方面可能比医护人员要付出更多努力（饮食、运动、自我监测均需由患方完成）。如果单靠专科医护人员，而患者不予配合，结果就像拉牛上树，最终只会徒劳无功。

我的健康我做主，糖友的自我管理

何万辉　撰写

故事汇

前文再续，书接上回。

刘姨在内分泌科门诊就诊后，在专科护士指引下参加了几次糖尿病患者教育课堂，初步了解了一些关于糖尿病的科学知识；在专科医生指导下规范服用降糖药物后，腹胀、头晕等症状都缓解了。在随后的每次复诊时，现场快速指尖血糖监测结果都显示刘姨的血糖在稳步下降。但3个月后，内分泌科医生让刘姨复查糖化血红蛋白等各项相关指标时，结果却让人大吃一惊——刘姨的糖化血红蛋白水平丝毫没下降！

原来，刘姨看到血糖稳步下降之后，庆幸自己遇到好医生，以为自己用上了"灵丹妙药"后高血糖就从此一去不复返了。此后，刘姨虽然定期回来内分泌科门诊随诊、取药，也按时、按医嘱服药，但生活上就逐渐放飞自我了——隔三岔五地聚餐、从早到晚地"大战四方城"……但每次复诊的前一两天，刘姨都回避了所有聚餐、娱乐，乖乖在家里做饭，也进行一些简单的体育运动。所以刘姨每次来到医院复诊时，在现场测的血糖数值都达标。但复诊后第二天开始，刘姨又"花天酒地"去了。

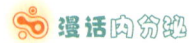

由此看来,刘姨仍然缺乏糖尿病自我管理的意识和知识。所以,主诊医生再次安排刘姨参加糖尿病患者的教育课程,重点学习自我管理知识。

科普知识

前面,我们谈到糖尿病的防控是一项由专科医护人员、糖友及其家属一起紧密合作才可完成的"系统工程"。而且,与医护人员相比,糖友所需付出的努力可能更多。因为在饮食、运动、自我监测、定期复诊等方面都需要糖友自己执行,在这些方面专科医护人员只能提供讲解、指导。

糖尿病患者自我管理的目的,就是让饮食、运动、自我监测等各项工作有条不紊地顺利进行,最终实现全面控制病情,把糖尿病带来的伤害降到最低。在这里,我们给各位糖友提供几点小技巧。

1. 端正观念——每个人都是自己健康的第一责任人

我们要有对自己健康的"主人翁意识"——防控糖尿病是为了自己而不是为了别人。因为当高血糖对身体造成伤害时,第一个受苦遭罪的人就是自己。

2. 必备仪器不可缺少——血糖仪、血压计

(1)血糖仪

血糖仪是每位糖友家中必备的设备。尽管随着科技的发展,可用于血糖监测的工具日益增多,但利用快速血糖仪进行毛细血管血糖监测仍是糖尿病患者日常管理血糖最基础和最有效的手段。虽然监测毛细血管血糖需要用针扎手指采血,由此带来的疼痛确实令糖友心生畏惧,但扎手指测血糖的操作相对简单,糖友容易掌握;血糖仪能直观反映血糖数据，糖友容易记录；血糖仪和血糖试纸价格较低廉且市场供应充足，糖友容易购买。这些都是监测毛细血管血糖的优势所在。

（2）血压计

推荐糖友使用经过验证的上臂式医用电子血压计进行血压测量。高血压与糖尿病互为危险因素，就是说高血压的患者容易出现高血糖，2型糖尿病患者也容易合并高血压。因此糖友在日常生活中，进行自我血压监测能够及早发现血压问题。对于明确合并高血压、心血管疾病、肾脏疾病的糖尿病患者来说，每日监测血压具有更重要的意义。

此外，我们也建议糖友购买体重秤，定期监测体重变化。

3. 记录本

各位糖友别忘了还要准备两三本记录本，用普通的笔记本就可以，用来记录血糖、血压、体重等数据。这个记录本应该连同门诊病历一起放进文件袋里。每次复诊时，都带给医生查看。

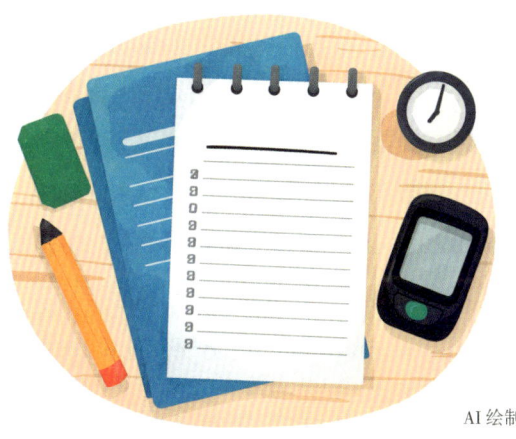

AI 绘制

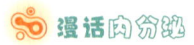

饥饿来袭，糖友该如何应对？

谢心蕙 撰写　　何万辉 修订

糖尿病的典型临床表现是口干多饮、易饥多食、多尿、体重下降，即我们常说的"三多一少"症状。其中，反复出现的饥饿感算得上是最让糖友和医护人员感到头痛的症状。因为，饥饿难耐会迫使糖友进食，随之而来的就是血糖波动，难以控制。

然而，糖友一旦感到饥饿就应该立即进食吗？答案当然是否定的。首先，我们需要了解这种饥饿感背后的原因是什么。糖友从糖尿病发病前到糖尿病发病后、接受治疗的过程中，每时每刻都有可能面临难以忍受的饥饿感。究其原因，主要是以下三种。

1. 低血糖症

这种情况会在 2 型糖尿病前期的高胰岛素血症阶段反复出现。此外，对于所有糖尿病患者，在接受治疗过程中，若饮食、运动、药物等治疗措施不当也会出现低血糖症。当出现低血糖症时，患者除了感到饥饿外，还可能出现流汗、焦虑不安、感觉异常、心悸、震颤、面色苍白、心动过速、虚弱乏力、头晕、头痛、意识模糊、行为异常、认知障碍、视物模糊、复视、中枢性失明、低体温等各种各样不适或异常（当然，上述的症状不会全部同时出现）。这时候，血糖会低于 3.9 mmol/L。一旦出现低血糖，患者就应该立即进食了。而且应该选择能迅速提高血糖的食物，如葡萄糖片、白砂糖、果汁、蜂蜜、玉米汁等。

2. 低血糖反应

"低血糖反应"是指饥饿、流汗、焦虑不安、感觉异常、心悸、震颤、面色苍白、心动过速、虚弱乏力、头晕等类似低血糖症的一系列临床表现。但与低血糖症不同的是，患者出现低血糖反应时的血糖都不低于 3.9 mmol/L。低血糖反应常见于糖尿病患者接受药物降糖治疗后（尤其是接受胰岛素强化控制血糖后）。糖尿病患者接受治疗前平均血糖水平太高，在接受降糖治疗后其血糖水平会迅速下降至正常，但由于此时身体各个器官短时间内未适应正常的血糖水平，所以会出现类似低血糖症的一系列身体不适感。由于此时患者血糖不低，所以尽管出现饥饿感，也不应进食高糖、高热量食物。糖友此时可以进食一些低热量、高纤维的食物，如黄瓜、萝卜等蔬菜。这些食物富含纤维，可提供饱腹感，而且提供的热量少，对血糖影响小。

3. 高血糖

当糖尿病患者体内胰岛素不足，肝糖原和肌糖原贮存减少，细胞摄取和利用葡萄糖的量不足，大部分葡萄糖随尿排出，体内缺乏能量时，就会导致患者出现饥饿感。这时候，由于患者体内胰岛素严重缺乏，血糖会明显高于正常范围。所以，此时糖友应多喝水，并尽快找糖尿病专科医生诊治。否则，盲目增加进食只会令居高不下的血糖更高，从而诱发糖尿病急性并发症。

综上所述，糖友出现饥饿感的原因各异。所以糖友在日常生活中任何时候出现饥饿感，都应进行自我血糖监测以判断饥饿感的原因，这样才可做出正确的对策。

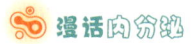

控制饮食，少吃饭就可以了吗？

黎春花 撰写 何万辉 修订

糖尿病的治疗包括五个方面：患者教育、控制饮食、适当运动、血糖监测和规范用药。可见控制饮食是糖尿病治疗的重要组成部分。能否做好饮食治疗，决定着糖尿病治疗的成败。

有部分糖尿病患者会走进一个误区：控制饮食就是控制饭量，少吃饭，血糖就正常了。的确，减少米饭或其他主粮的摄入量，短期内可以使血糖下降，尤其是餐后 2 小时血糖可得到明显下降。然而，随着时间的推移，单靠"不吃饭"或者"少吃饭"来控制血糖的患者，收到的效果往往适得其反——血糖越来越高、越来越难控制。下面，我们一起来探讨其中的原因。

第一，无论是否是糖尿病患者，每天的饮食中，各种营养物质都需要按照一定的比例来摄入，以保证人体所需的能量得到充足的供应。这就是我们时常说的"饮食营养要均衡"。能为人体供应能量的营养物质有三大类：碳水化合物、蛋白质、脂肪。这三大类营养物质供应的能量是不一样的，1 g 碳水化合物或 1 g 蛋白质能为人体提供 4 kcal 的能量，1 g 脂肪能为人体提供 9 kcal 的能量。粮食（包括米饭、小米、面食、玉米、马铃薯、芋头、番薯等）主要含碳水化合物，牛奶、鸡蛋、豆类主要含蛋白质，各种肉类主要含有蛋白质和脂肪（肥肉几乎 100% 都是脂肪）。糖尿病患者由于血糖代谢紊乱，容易出现多食易饥。患者减少了米饭、面食等主粮的摄入，就更加容易出现饥饿感。为了对抗饥饿感，患者往往会进食其他食物，尤其容易增加肉类、蛋类、豆类的摄入量。正如上文所提及的，肉类含脂肪较多，而每克脂肪产生的能量是每克碳水化合物的 2 倍以上。所以进食 50 g 肉所带来的能量是进食 50 g 米饭带来的能量的 2 倍。少吃了粮食多吃了肉，就会使体内的总热量增加，久而久之就导致了体重增加。而体重增加是导致胰岛素抵抗的重要原因之一，胰岛素不敏感、降糖作用减弱，血糖也随之上升。而且这种血糖上升与胰岛素敏感性降低有关，所以降低血糖的难度也大幅提升。

第二，碳水化合物长期摄入不足会导致身体的热量供应失衡，人体内依靠脂肪分解供应的能量难以满足身体的需求，这时就会出现肝糖原异生作用，糖原异生分解出葡萄糖释放入血液中，就会使血糖升高。这样一来，就会使血糖波动幅度增大，忽高忽低，难以控制。

因此，糖尿病患者控制饮食需要在科学理论的指导下进行，需要由糖尿病专科医生、专科护士或专业的营养师根据糖尿病患者具体情况做出具体的饮食治疗方案。所以糖尿病患者必须多与专科医生沟通，如有疑问需及时向医生咨询。

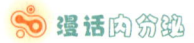

日啖荔枝三百颗？糖友吃荔枝风险大！

何万辉　撰写

苏东坡诗曰："日啖荔枝三百颗，不辞长作岭南人。"每当看着那白玉般晶莹剔透的果肉，品着那齿颊留香的清甜，就难以抵挡荔枝的诱惑了。且慢！如果您是一位糖友或者存在糖尿病前期症状的话，就必须管住自己的馋嘴了。因为进食荔枝对血糖影响之大，超乎我们的想象。可能有些朋友听闻过进食大量荔枝可引起以低血糖为特征的"荔枝病"，因而会误认为吃荔枝有利于降血糖。这样就大错特错了。

的确，与进食其他水果相比，进食荔枝后，短时间内可能引起血糖偏低。但是我们必须知道为什么荔枝会引起血糖降低。

一方面，荔枝含有的 α-甲基环丙基甘氨酸能够降低血糖；另一方面，荔枝含有高浓度果糖。国内权威文献报道，荔枝肉汁中的果糖含量高达 81.2%。大量进食荔枝会吸收大量果糖进入血液循环。大量果糖可以刺激胰岛 β 细胞迅速释放胰岛素。但是，胰岛素只能降低血液中的葡萄糖的水平而不能影响果糖的水平。因而，血糖就降低了。看到这里，我相信不少糖友会为之精神一振——多吃点荔枝，血糖就可以降下来啦！殊不知，这才是无穷后患的开端呢！

首先让我们了解果糖是什么东西。果糖是葡萄糖的同分异构体。果糖在身体里经过一系列的化学变化，可以变成葡萄糖。相关的原理如下。

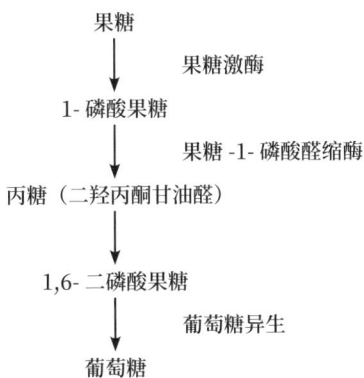

我们可以从图中清楚地知道果糖演变成葡萄糖的过程。当进食大量荔枝后，进入我们身体的果糖最后还是可以变成葡萄糖从而升高血糖。所以在进食荔枝之后，血糖会有短暂的下降，随后又会升高，从而造成血糖波动不稳定。

综上所述，糖友吃荔枝会带来三大风险：增加胰岛β细胞负荷、带来低血糖风险、血糖升高导致血糖不稳定。所以，夏季来临、荔枝上市，但请糖友远离荔枝。

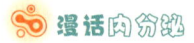

美酒当前诱惑大，危害更大！

梁 源 撰写　　何万辉 修订

岁末年关，饮宴应酬日渐增多，餐桌上，美酒往往不可或缺。酒精对广大糖友来说，却是一道大坎。面对美酒诱惑，或者亲友举杯相劝，糖友必须坚定立场，对酒精说不！这里，可能有部分糖友或者糖友的亲友会表示不满——酒精对糖尿病真有那么大的危害吗？答案是非常肯定的。

第一，乙醇（就是酒类饮品里的酒精）进入身体以后，经过代谢可以产生热量。1 g 酒精可以产生 7 kcal 的能量，而 1 g 碳水化合物或蛋白质仅能产生 4 kcal 的能量，1 g 脂肪能提供 9 kcal 能量。由此可见，酒精产生的能量远远大于碳水化合物和蛋白质，其产能接近脂肪。糖友的饮食治疗首先是做到控制每日、每餐总能量摄入。如果一次正餐中饮用了酒，就可能会导致该餐的能量摄入严重超标。另外，酒精能让人食欲增加，让糖友不知不觉中吃得更多，从而让血糖更难控制。

第二，酒精又会引起低血糖。因为酒精能抑制糖原异生。糖原是人体葡萄糖的一种储存形式，主要以肌糖原和肝糖原的形式分别存储于肌肉和肝脏中。当人体在空腹状态或其他能量消耗增加的时候，糖原会被分解成葡萄糖提供人体所需。但当饮酒，尤其是饮用大量酒精之后，糖原输出会被酒精抑制，从而诱发低血糖。而且，这种低血糖往往是迟发性的，即人体不会在刚刚饮酒后立即出现低血糖，而是在若干小时后发生。例如晚餐饮酒，往往在次日凌晨发生低血糖。并且，在酒精的作用下，早期低血糖症状不容易被察觉、甄别，因而酒精是没有征兆的严重低血糖的诱因之一。

由此可见，酒精既可导致糖友的血糖升高难以控制，又可以导致糖友发生严重低血糖。总之，酒精会导致糖友的血糖高低起伏不定，而血糖大幅度波动对人体的损害是明确的。

所以，岁末年关，糖友出席饮宴，务必远离酒精。

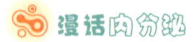

血糖高，能运动么？

谢恬恬　撰写　　王文英　修订

故事汇

张大妈退休后热衷跳广场舞，很快就被封为幸福小区广场舞"舞后"。

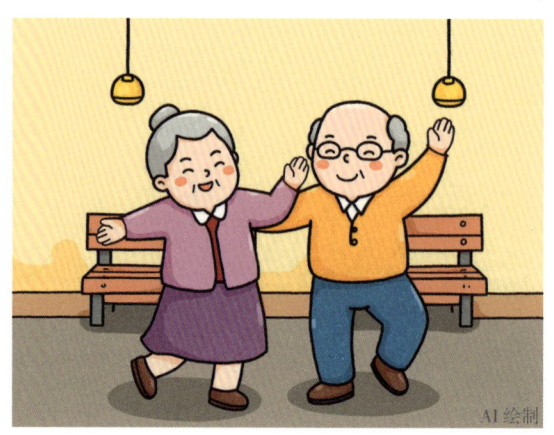

但这一年她刚诊断出有 2 型糖尿病，很担心以后还能不能"驰骋舞场"。一天，在幸福社区糖尿病义诊活动中，张大妈把她的担心告诉了医生。医生详细询问了张大妈的病史等情况，得知张大妈在内分泌门诊就诊后，在专科医生指导下规范服用降糖药物，并定期监测血糖，空腹血糖控制在 4.4 ～ 6.1 mmol/L，餐后 2 小时血糖

控制在 6.1 ～ 7.8 mmol/L，每 3 个月定期复查糖化血红蛋白，并控制在 6.0% ～ 6.5%。

由此看来，张大妈虽然初步掌握了一些关于糖尿病的科学知识，但仍需要继续学习。所以医生安排张大妈参加糖尿病患者教育课程，重点学习糖尿病患者的运动知识。

科普知识

1. 糖尿病患者能运动么？

运动是治疗糖尿病的五驾马车之一，适当的运动不但可以降低血糖，防治并发症，还可以控制体重，强身健体。通常情况下运动对糖尿病患者来说是安全的，但糖尿病患者的运动需要专业人员指导和监督，否则可能会带来不良反应。

糖尿病前期患者、无显著高血糖和并发症的 2 型糖尿病患者可进行运动。

有糖尿病并发症但程度较轻的患者（如无大量白蛋白尿、无眼底出血、无自主神经病变等），在饮食指导和药物控制血糖后，再进行运动疗法；无糖尿病酮症酸中毒的 1 型糖尿病患者，可以在调整好饮食和胰岛素用量的基础上进行运动治疗。

糖尿病酮症酸中毒、空腹血糖大于 16.7 mmol/L、增生型视网膜病、重度肾功能受损、严重心脑血管疾病（不稳定型心绞痛、严重心律失常、一过性脑缺血发作）、合并急性感染的患者不适合运动。

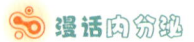

2. 1型糖尿病患者该如何运动？

（1）运动形式

运动形式包括有氧运动、无氧运动和综合运动。

有氧运动常见的运动形式有散步、骑自行车、慢跑和游泳等。有氧运动约40分钟后，血糖会逐渐降低，因此较适合血糖水平较高，尤其是餐后高血糖的患者；长期的有氧训练也能够改善血糖控制。但1型糖尿病患者单纯进行有氧运动后出现低血糖的风险相对较高。

无氧运动主要有快跑、抗阻运动等。无氧运动后短时间内容易出现血糖明显升高，但在24小时后血糖可显著降低，且持续时间较长。易出现酮症的患者建议尽量避免单纯的无氧运动。

综合运动则同时涵盖了有氧运动和无氧运动，包括高强度间歇训练（HIIT）、打篮球、踢足球、柔韧性运动、平衡性运动等，综合运动更有利于整体血糖控制。HIIT为短时间的剧烈运动与低至中等强度的运动和休息的交替，休息可为静态休息，亦可为低至中等强度运动。HIIT可提高患者的有氧能力，且在运动过程中血糖波动相对较小，因此更适用于1型糖尿病患者。抗阻运动与HIIT联合有助于减少1型糖尿病患者的胰岛素使用剂量。各项运动的常见形式及适合人群详见表3-1。

（2）运动强度

·有氧运动：有氧运动的强度至少维持中等强度水平或以上，以最大摄氧量的40%～70%为宜。对于从未有过运动习惯的人，建议以低于最大耗氧量（VO_2max）50%～60%的强度开始。妊娠期女性建议规律进行中等强度运动。各种运动的强度及其所能消耗的能量值参见表 3-2、表 3-3。

表 3-1　各项运动的常见形式及适合人群

运动形式及常见方式	适合人群	运动频率	运动时间	运动时长
[a] 低强度有氧运动	体力较差者	≥5 次/周，每 2 次间隔 <48 小时	建议餐后 1 小时开始	成年人每周 5 次，每次 20～45 分钟；青少年每天 60 分钟
[b] 中等强度有氧运动	有一定运动基础者或中青年	同上	同上	同上
[c] 高强度有氧运动	体力较好者或有较好运动基础者	同上	同上	同上
[d] 抗阻运动	青少年、肌少症者	2～3 次/周	同上	每次 5 个以上肌群动作，每个肌群动作 10～15 次
[e] HIIT	有一定运动基础者	≥3 次/周	同上	每次 15～20 分钟
[f] 柔韧性及平衡性运动	所有人群，尤其是老年人群	2～3 次/周	其他运动后进行	每次 10～20 分钟

注：[a] 低强度有氧运动常见方式包括散步、太极拳等；[b] 中等强度有氧运动常见方式包括快走、慢跑、骑车、爬楼梯、健身操等；[c] 高强度有氧运动常见方式包括快跑、跳绳、爬山、游泳、球类、街舞等；[d] 抗阻运动常见方式包括举重、器械训练、阻力带运动、自重训练等；[e] HIIT 常见方式包括有氧间歇训练、短跑间歇训练、恒负荷低容量的高强度间歇训练等；[f] 柔韧性及平衡性运动常见方式包括拉伸练习、瑜伽、普拉提、核心训练、平衡垫训练等。

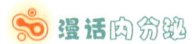

表 3-2 不同强度运动的分类

强度	占最大耗氧量百分比/%	运动中心率达最大心跳速率百分比/%	运动自觉量表评分/分
非常轻	＜20	＜35	＜10
轻度	20～39	35～54	10～11
中度	40～59	55～69	12～13
高强度	60～84	70～89	14～16
非常强	≥85	≥90	17～19
极限	100	100	20

注：最大心跳速率为220减去年龄的数值；运动自觉量表的总分范围为6～20分。

表 3-3 不同强度有氧运动所消耗的能量

运动强度	运动方式	时间/分	消耗能量/kcal
最轻运动	散步、家务等	30	90
轻度运动	太极拳、体操等	20	90
中度运动	快走、慢跑、骑车、爬楼梯、健身操等	10	90
高强度运动	跳绳、游泳、登山、球类、舞蹈等	5	90

没有条件进行心肺运动试验时，通常用心率或自身感觉来衡量运动强度。中等强度运动中，呼吸频率稍促，尽管对话不成问题，但语句长度会受到限制，或者运动时感觉全身发热，出汗，但非大汗淋漓。中等强度的有氧运动靶心率（次/分）=（220－年龄）×（40%～70%）。

・抗阻运动：中等强度训练一般是15 RM（最多15次的抗阻重复训练），剧烈训练强度一般为6～8 RM（不超过8次的抗阻重复训练）。推荐训练强度为中等强度，或强度控制在50%～75%最大RM（仅能进行1次的抗阻训练强度）。在抗阻训练过程中,建议同时进行心率监测以保证运动安全,比较适宜的运动心率(次/分)=170 - 年龄。

(3)运动时间及频率

每次运动建议持续的时长与选择的运动方式、人群、是否有运动基础、血糖水平相关。例如,成人 1 型糖尿病患者的运动目标是达到 20 ~ 45 分钟/天,每周持续 5 ~ 7 天,间歇期不超过 2 天;随时间推移,运动应在强度、频率和/或持续时间上增至至少每周 150 分钟的中等强度有氧运动或 75 分钟的高强度有氧运动,或者两者结合。儿童和青少年则建议每日参加 60 分钟中等至高强度的有氧运动,或每周不少于 150 分钟的运动。临床期或糖尿病前期应进行每天不少于 60 分钟的中等或高强度有氧运动,肌肉和骨骼强化活动至少 3 天/周。

对于具体运动时间点的选择,餐后 1 小时进行有氧运动的效果较好。与晨起空腹运动相比,午后进行抗阻运动会使高血糖的发生率显著降低。餐后 1 小时开始运动对降低餐后 2 小时血糖更有利,血糖达到峰值前 0.5 小时进行运动,可以使峰值血糖降低幅度更为显著。

3. 2 型糖尿病患者该如何运动?

针对不同年龄段 2 型糖尿病患者身体发育特征,围绕不同运动类型对生理指标的影响,研究者制订了以下比较详细且合理的身体活动建议(表 3-4)。

(1)儿童和青少年 2 型糖尿病患者

·3 ~ 5 岁学龄前儿童每天都应该进行体育锻炼。

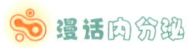

表 3-4 成年 2 型糖尿病患者的推荐运动训练类型

运动类型	形式	强度	频率	持续时间	进展
有氧运动	散步、慢跑、骑自行车、游泳、水上活动、划船、跳舞、间歇训练	40%~59%储备摄氧量或RPE 11~12（中等强度）；60%~89%储备摄氧量或RPE 14~17（高强度）	3~7天/周，两次运动之间的间隔不超过2天	每周至少进行150~300分钟中等强度身体活动或75~150分钟剧烈活动，或者两者的等效组合	进展速度取决于自身基础条件，如年龄、体质量、健康状况和个人目标，建议逐渐增加强度和量度
抗阻运动	自身重量、机器、松紧带作为阻力，进行8~10次涉及主要肌肉群的锻炼	在1 RM的50%~69%（中等强度），或在1 RM的70%~85%（高强度）	2~3天/周，不能选择连续几天	每组重复10~15次，每种特定运动1~3次	在可承受的范围内，首先增加阻力，然后增加训练次数，最后增加训练频率
灵活性运动	静态、动态或PNF拉伸、平衡练习、瑜伽、太极拳	拉伸到紧绷或轻微不适的程度	每周2~3天，甚至可以更多，通常在肌肉和关节热身时使用	每次拉伸（静态或动态）10~30秒，每组重复2~4次	只要不痛，就可以增加拉伸范围
平衡运动	平衡练习：下半身和核心阻力练习、瑜伽、太极拳	没有设置强度	每周2~3天，甚至可以更多	没有设置持续时间	在可承受的范围内，平衡训练应该谨慎进行，降低跌倒风险

注：PNF为本体感觉神经肌肉促进疗法，RPE为主观运动强度，RM为最大重复次数。

・6～17岁儿童和青少年应每天至少进行60分钟中、高强度身体活动，训练内容以每周至少3天的中、高强度有氧运动为主，还要包括每周至少3天的肌肉强化训练及每周至少3天的骨骼强化活动。

因此，学龄前儿童的看护人应该鼓励其积极参加各类身体活动，同时也要为青少年提供机会并鼓励其参加适合自己年龄的、令人愉快的、多样性的身体活动；鼓励青少年2型糖尿病患者在家和健身房进行锻炼和体质量管理。

（2）成年2型糖尿病患者

・每周至少进行150～300分钟中等强度有氧运动或者75～150分钟高强度有氧运动或者中等强度结合高强度有氧运动。

・每周可以进行超过300分钟的中等强度身体活动。

・每周需至少进行2天中等强度或更大强度的主要肌肉群强化活动。

・每周至少进行2～3天的平衡运动。

・每周应至少进行2～3天的传统静态、动态拉伸及其他类型的身体活动，如瑜伽、太极拳等。

・妊娠期女性应积极参加身体活动，如每次20～30分钟的中等强度有氧运动。

成年2型糖尿病患者应积极参加身体活动，减少久坐时间。还应注意两次身体活动的间隔期不能超过2天，以维持运动对血糖的改善效果。对于初始健康状况较差和平衡能力较差的人，在每天的身体活动计划中应加入平衡运动，以降低跌倒风险。

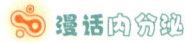

(3) 老年 2 型糖尿病患者

·老年 2 型糖尿病患者身体活动建议与成年 2 型糖尿病患者相同。

·每周至少进行 2～3 天的关节灵活性练习,将灵活性运动融入瑜伽等其他活动类型中。

·每周至少进行 2～3 天的平衡运动。

因此,老年 2 型糖尿病患者应制订多组身体活动方案,包括有氧运动、肌肉强化活动、平衡运动。对于身体活动水平较差的老年 2 型糖尿病患者,需确定其身体活动水平能否达到建议的活动量和强度,对于无法达到当前建议的老年人,应专注于功能健康和平衡能力的改善。

4. 运动的注意事项

运动前需对运动能力进行评估,制订合理的运动方案,充分做好热身和整理活动。运动过程中要注意避免发生低血糖,运动前胰岛素或口服降糖药未减量者,运动中需注意补充糖分(如糖水或甜饮料等)。

糖尿病合并其他疾病该如何运动？

谢恬恬　撰写　　李宝玲　修订

故事汇

前文再续，书接上回。

张大妈参加糖尿病患者教育课程后，知道了糖尿病患者不仅可以运动，而且规律运动好处多。阳春三月，正是踏青的好时机，张大妈约上三五好友，背上行囊，一起去流花公园享受春意盎然的大自然，闲聊期间，得知好朋友刘阿姨的老伴3个月前患上了脑卒中，脑卒中期间又诊断出2型糖尿病，接受规范治疗后遗留下左下肢乏力的毛病。刘阿姨对着张大妈诉说自己的苦恼："脑病科的医生说我老伴在住院期间已经进行脑卒中的常规肢体康复训练了，现在病情已经稳定，但是后面还是得注意运动，这该怎么运动才好？"张大妈得知刘阿姨的困惑后，隔天带着刘阿姨跟她的老伴到内分泌科门诊就诊。主诊医生为刘阿姨跟她的老伴详细讲解了合并并发症的糖尿病患者该如何运动。

科普知识

特殊糖尿病人群的运动治疗方法如下。

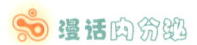

1. 糖尿病合并高血压

当糖尿病患者的血压 ≥ 180/120 mmHg 时，应列入运动禁忌的范畴；当血压控制在 ≤ 160/100 mmHg 时，建议在运动医学或康复医学专业人员的监督下进行放松训练（如太极拳、瑜伽等）和有氧运动（如步行、功率自行车、游泳等）。运动强度应为低至中等，避免憋气动作或高强度的运动，防止血压过度升高。一周中至少运动 5 天，以每天都进行运动为最佳，运动时间不少于 30 分钟。

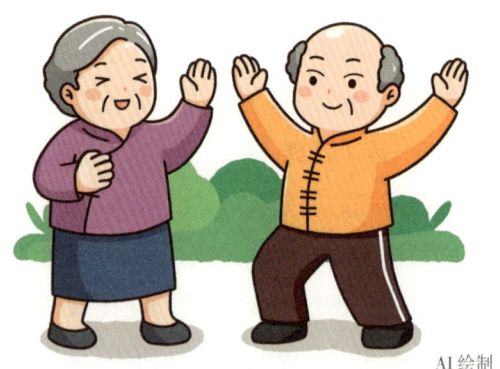

AI 绘制

2. 糖尿病合并冠心病

糖尿病合并心脏病患者应该长期以较低的运动强度进行锻炼，持续时间、频率因人而异，一般每次 20～45 分钟，最长不超过 1 小时，每周 3～4 次。运动时应选用节律比较缓慢的项目，如太极拳、步行、骑车等。不宜进行强度过大、速度过快的剧烈运动，尤其不应参加激烈的竞赛运动。

3. 糖尿病合并脑血管病

糖尿病合并新近发生脑血管意外的患者，如急性期肢体瘫痪者，应在病情稳定（生命体征平稳，48小时内病情无进展）后尽快离床，借助器械进行站立、步行等康复训练，并且需经康复科或康复中心评估后根据具体情况进行个体化且全面的康复治疗。康复训练强度要个体化，充分考虑患者的体力、耐力和心肺功能情况，在条件许可的情况下，开始阶段每天至少45分钟的康复训练，可适当增加训练强度。

恢复期完全瘫痪的患者，卧床期间护理人员或家属应将患者摆放于良肢位：鼓励患侧卧位，适当健侧卧位，尽可能少采用仰卧位，应尽量避免半卧位，保持正确的坐姿、站姿。在护理人员或者康复师的帮助下，患者应渐进性地进行体位转移训练（人体从一种姿势转移到另一种姿势的过程，包括卧－坐－站－行走等），并注意安全性问题。护理人员或患者家属可辅助患者进行肢体关节活动度训练（如髋关节的被动活动：操作者双手握住患者两侧髋部，分别做屈、伸、内收、外展、旋转等动作），注意保护患侧肢体，避免机械性损伤。尽早进行体位转移训练及关节活动，可预防坠积性肺炎、深静脉血栓、褥疮等并发症。

偏瘫患者早期应积极进行站立训练及步行训练（包括抗重力肌训练、患侧下肢负重支撑训练、患侧下肢迈步训练及站立重心转移训练等），以尽早获得基本步行能力。可以借助下肢机器人、减重装置、矫形器等工具辅助步行能力的恢复。

4. 糖尿病合并下肢血管病变

下肢动脉硬化闭塞症多发生在血管分支处，引起管腔狭窄或闭塞，导致病变远端血液供应不足。临床表现为间歇性跛行，即在行走一段路程后患侧肌肉痉挛、紧张、疼痛及乏力，以致"跛行"，休息后迅速缓解,再次行走又复发。另一种症状是缺血性静息痛,尤其是夜间疼痛,患者常抱腿而坐,不能入睡,在患肢下垂或受冷时减轻。亦可有足部冰冷、感觉异常、皮肤苍白或青紫、皮下脂肪萎缩等表现,甚至可以出现小腿部及足部干性坏疽或溃疡。下肢动脉硬化闭塞症的严重程度可根据 Fontaine 分期分为:Ⅰ期,表现为无症状;Ⅱa 期,表现为轻度间歇性跛行(行走 > 500 m 时出现跛行);Ⅱb 期,表现为中、重度间歇性跛行(中度间歇性跛行在行走 300 ~ 500 m 时出现跛行,重度间歇性跛行行走距离 < 300 m 便会出现跛行);Ⅲ期,表现为静息痛;Ⅳ期,表现为组织溃疡、坏疽。

Fontaine Ⅰ ~ Ⅲ 期患者可进行规律的有氧运动,在监督下可进行平板训练和下肢抗阻训练。下肢动脉硬化闭塞症的老年患者,必须在专业指导下进行运动,每次步行 30 ~ 45 分钟,每周至少 3 次,至少持续 12 周,推荐的运动方式有行走、伸踝或屈膝运动。Fontaine Ⅳ 期患者不推荐进行常规运动治疗,可以考虑进行上肢等长收缩训练(如平板支撑等)或上肢渐进性抗阻训练(如以机器、松紧带等作为阻力,测定可重复 10 次的最大收缩力,按照最大收缩力的 50%、75%、100% 的负荷递增,或者按照 100%、75%、50% 的运动负荷递减)。

5. 糖尿病合并其他病变

(1)糖尿病合并肾病

建议有肾脏病变的糖尿病患者在专业人员的监督下运动,且尽可能进行有氧运动,运动应从低强度、低运动量开始,以中、低强度运动为主,避免憋气动作或高强度的运动。注意监测血压,定期尿检。

(2) 糖尿病合并周围神经病变

合并周围神经病变而没有形成溃疡的糖尿病患者可以参加中等强度的负重运动。有足部损伤或开放性疮、溃疡的糖尿病患者建议进行非负重的上肢运动训练。

(3) 糖尿病合并慢性阻塞性肺病

糖尿病合并慢性阻塞性肺病患者应在运动医学或康复医生的监督下进行运动。慢性阻塞性肺病患者宜进行中等强度运动，每次至少20～30分钟，每周2～5次，持续8～12周。运动方式可以是有氧运动，如快走、慢跑等，也可进行抗阻训练，如各种持器械体操等。建议采用间歇运动方式，即运动与休息交替进行，以减轻运动时呼吸困难的症状；同时配合呼吸体操，以减轻气急症状。

第四章
降糖药物

药物治疗只是治疗糖尿病的方法之一。用药与否、用药多少，取决于糖友自身具体病情的轻重和自我管理的优劣。在这一章，我们带大家一起认识一些已广泛运用的降糖药物、掌握配合治疗的技巧，从而让药物发挥最大疗效、让用药风险降到最低。

二甲双胍，神药乎？毒药乎？了解清楚，不会晕乎乎

何万辉　撰写

故事汇

赵阿姨在几年前确诊了2型糖尿病，主诊医生将二甲双胍作为赵阿姨的主要治疗药物。赵阿姨日常定期复诊、服药，病情一直稳定。赵阿姨经常关注各种健康资讯，某日闲聊时听朋友说二甲双胍会"伤肾"。随后赵阿姨自行在网络上搜索了一下，果然看到很多关于二甲双胍跟肾损伤的视频、推文。赵阿姨非常吃惊，就自行停用了二甲双胍。刚开始停药时，血糖还勉勉强强维持得住。但随着时间延长，赵阿姨的血糖就逐渐失控……

另一边，赵阿姨的女儿一直体态丰腴，既对自己身材外观颇感焦虑，又无法抗拒各路美食的诱惑。素闻二甲双胍有减肥作用，又看见家里放着很多盒二甲双胍，她就自行拿过来试用了一下。服用二甲双胍不到一周，赵阿姨的女儿就感到恶心、腹胀、头痛、乏力。

这天，赵阿姨母女俩一脸愁容，齐齐来到诊室，各自把经历告诉了医生。

第四章 降糖药物

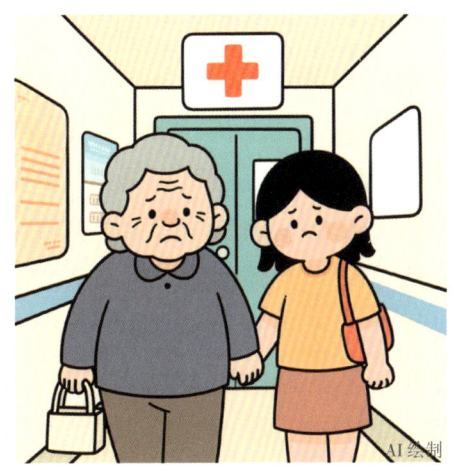

科普知识

1. 二甲双胍的主要作用

（1）二甲双胍降糖作用的机制

二甲双胍是一种通过多靶点、多途径发挥降糖作用的药物。其中主要作用是抑制糖异生、减少肝糖输出。此外，二甲双胍可以作用于肌肉、脂肪，改善肌肉糖原合成、降低游离脂肪酸、提高胰岛素敏感性、增加肌肉组织对葡萄糖的摄取和利用；还可以抑制肠壁细胞摄取葡萄糖，改善肌肉、肝脏的能量代谢。

（2）二甲双胍的降糖疗效

二甲双胍的降糖疗效确切。在 2 型糖尿病患者中，单独使用二甲双胍就可以使糖化血红蛋白下降 1.0% ～ 2.0%。二甲双胍的降糖疗效具有剂量依赖效应，就是说降糖疗效会随着剂量增加而加强。二甲双胍起效的最低剂量是每日 500 mg，最佳有效剂量是每

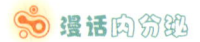

日 2000 mg。我国成年人二甲双胍最大剂量是每日 2550 mg。

2. 二甲双胍能减肥吗？

二甲双胍具有减轻体重的作用。我国研究结果显示，新诊断的 2 型糖尿病患者经二甲双胍单药治疗后体重有所下降。国外研究显示，二甲双胍可以减轻磺脲类药物、格列奈类药物、胰岛素带来的体重增加。在这里，需要我们注意的是，二甲双胍减轻体重的作用建立在良好的生活方式基础之上，必须在规范饮食、合理运动的前提下应用二甲双胍才可以减轻体重。

虽然二甲双胍具有减轻体重的作用，但不代表只有肥胖的患者才适合使用二甲双胍。国内外的研究结果均显示，二甲双胍在正常体重、超重、肥胖的 2 型糖尿病患者中的降糖疗效相同。因此，体重不是能否使用二甲双胍的决定因素。对于体型消瘦的 2 型糖尿病患者来说，使用二甲双胍治疗也能降糖，但应当在糖尿病专科医生指导下合理运用。

3. 二甲双胍的安全性

（1）二甲双胍常见不良反应

二甲双胍常见的不良反应包括恶心、呕吐、腹部不适、胃胀、消化不良、乏力、头痛等。这些不良反应主要发生于刚开始服药的治疗初期，可随着治疗时间的延长而逐渐消失。

（2）二甲双胍会"伤心""伤肝""伤肾"吗？

1）二甲双胍不存在肝毒性。二甲双胍被吸收进入血液循环后，不经过肝脏代谢，不干扰肝脏的 CYP450，因而不存在肝毒性。肝功能正常的患者，接受合理剂量的二甲双胍治疗，不会造成肝损害。

2）二甲双胍具有心血管保护作用。二甲双胍具有可改善胰岛素抵抗、有利于肥胖患者减轻体重、改善血脂等作用，从而减少发生心血管疾病的风险因素。国外多项研究结果均显示二甲双胍具有心血管保护作用。

3）二甲双胍不具有肾毒性。二甲双胍主要以原形经肾脏排泄。在重度肾功能不全患者中，二甲双胍的清除率下降，体内二甲双胍浓度升高可导致乳酸性酸中毒风险增加。这是导致二甲双胍被误解为"伤肾"的主要原因。

（3）使用二甲双胍时，如何"避坑"？

1）剂量从小开始，逐渐增加。如上文所述，二甲双胍的常见不良反应表现为胃肠道不适，而且通常发生在起始服药的前 10 周内。因此，对于既往从没接受过二甲双胍治疗的患者，在起始治疗时，剂量从小开始，逐渐增加剂量，这样可以减轻、消除二甲双胍带来的胃肠道不适。

例如，刚开始接受二甲双胍治疗时，剂量可以从每日 500 mg 开始；1～2 周后，如果无明显胃肠道不适，可以增加到每日 750～1000 mg；再过 1～2 周后，剂量增加到每日 1000～1500 mg。以此类推，直到达到最佳剂量或最大耐受剂量。如果增加剂量后出现明显胃肠道不适，并且难以忍受，就将用量降回原剂量。

另外，随餐服用二甲双胍（餐中服或餐后服皆可），或改用二甲双胍缓释剂型，也可以减轻胃肠道反应。

2）依据 eGFR 调整最大剂量。如上文所述，二甲双胍的主要排泄途径是肾脏。因此，限制二甲双胍使用的首要因素是肾脏的滤过功能。仅仅单凭蛋白尿就停用二甲双胍是误区。eGFR 是反映肾脏

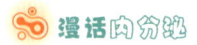

滤过功能的重要指标，也是衡量二甲双胍最大用量的首要指标。我国现行标准是，eGFR ≥ 60 mL/（min·1.73 m²）时，二甲双胍无须调整剂量；eGFR 在 45～59 mL/（min·1.73 m²）时，二甲双胍每日最大剂量调整为 1000 mg；eGFR < 45 mL/（min·1.73 m²）时，禁用二甲双胍。

当患者需进行全身麻醉或接受注射碘化造影剂时，也需根据 eGFR 来调整二甲双胍用法：eGFR ≥ 60 mL/（min·1.73 m²）时，检查或全身麻醉当天停用二甲双胍，在完成检查或术后 48 小时复查肾功能无恶化时就可恢复使用二甲双胍；eGFR 在 45～59 mL/（min·1.73 m²）时，检查或全身麻醉前 48 小时停用二甲双胍，在完成检查或术后 48 小时复查肾功能无恶化时就可恢复使用二甲双胍。详情参见表 4-1。

表 4-1 二甲双胍剂量调整方案

eGFR/ [mL/（min·1.73 m²）]	每日最大剂量	全身麻醉或接受注射碘化造影剂期间	
		停药时间	恢复使用时间*
≥ 60	2550 mg	当天	完成后 48 小时
45～59	1000 mg	提前 48 小时	完成后 48 小时
< 45		禁用	

注：*以复查肾功能无恶化为前提。

第四章 降糖药物

磺脲类与格列奈类药物之间的"相爱相杀"

何万辉 撰写

故事汇

杰哥确诊 2 型糖尿病七八年了。虽然专科医生一再强调要控制饮食、加强运动、控制体重增长，但刚开始创业的杰哥，各种客户应酬不断，根本无法控制住饮食。近一年来，主诊医生给杰哥开出了格列美脲片。刚开始服药时，效果还不错，即使杰哥连续应酬，血糖也控制得住。后来杰哥自己发现，如果应酬特别频繁、连续吃大餐时，就增加一片格列美脲片，血糖也能控制下来。所以杰哥就开始"放飞自我"了。近 2 个月开始，情况悄悄出现了变化：杰哥即使每天吃了 3 片格列美脲片，血糖依然居高不下。杰哥自己上网查了一下发现，格列美脲片是一种通过促进胰岛素分泌来降低血糖的药物，并且发现有另一种叫瑞格列奈的降糖药也能促进胰岛素分泌而降低血糖。而且资料显示，瑞格列奈控制餐后血糖的效果更好。于是，杰哥就自行购买了瑞格列奈，每次应酬吃大餐时就加服一次瑞格列奈。但是效果不尽如人意，而且血糖还逐渐升高，已在爆表边缘。

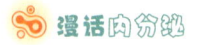

科普知识

1. 什么是胰岛素促泌剂?

胰岛素促泌剂是具有促进胰岛β细胞分泌胰岛素、提升体内胰岛素含量从而降低血糖水平的药物的统称。

2. 胰岛素促泌剂有哪些?

目前已被广泛应用的胰岛素促泌剂有磺脲类药物、格列奈类药物、二肽基肽酶-4抑制剂、胰高血糖素样肽-1受体激动剂。

3. 磺脲类药物为什么不能跟格列奈类药物同时使用?

(1)磺脲类药物与格列奈类药物的降糖机制

磺脲类药物和格列奈类药物分别与胰岛β细胞上的受体结合,让胰岛β细胞的胰岛素通道开放,从而让细胞内的胰岛素释放出来,发挥降糖作用。两种药物能否起效都是以尚存一定数量的、具有功能的胰岛β细胞作为前提。

正常情况下,胰岛素由胰腺的胰岛β细胞产生、释放。如果把胰岛β细胞看作一个房间,胰岛素通道就是房间的门。这扇门上有一些钥匙孔。每个钥匙孔分别对应不同形状的钥匙。磺脲类药物和格列奈类药物就是不同形状的钥匙,分别通过各自所对应的钥匙孔把门打开,将房间里的胰岛素释放出来。

我们从这里可以看出,无论是磺脲类药物还是格列奈类药物,它们的降糖作用都是"巧妇难为无米之炊"——当房间(胰岛β细胞)里的胰岛素已经枯竭时,无论用多少把钥匙(药物剂量)去开门(胰岛素通道),血糖都不会降下来。

(2) 磺脲类药物与格列奈类药物的优势与不足

优势：磺脲类药物和格列奈类药物的共同优点是降糖作用强。其中，磺脲类药物开创了 2 型糖尿病的口服药物治疗时代，其应用于 2 型糖尿病的历史可追溯至 20 世纪 40 年代。磺脲类药物至今经历了 3 次更新迭代，其有效性和安全性已得到充分论证。目前有一些磺脲类药物制备成缓释剂型，有一些磺脲类药物本身的代谢清除时间较长，从而降糖作用持久，可每日服药一次。格列奈类药物具有起效更快、代谢排泄更快、能通过胆汁与肾脏双通道排泄的优点，因而肾功能受损的患者也可使用。

不足：磺脲类药物和格列奈类药物都有强大的促进胰岛素分泌的作用。因而，当患者饮食、运动不当（如突然进食过少或突然体力消耗增加）时，这两类药物都可造成低血糖。其中，磺脲类药物作用持久，因而其诱发的低血糖往往容易反复出现，更难控制。此外，磺脲类药物和格列奈类药物都会给患者带来体重增加的风险。

(3) 1+1=2 吗？还是 1+1 > 2 呢？

如前文所述，磺脲类药物与格列奈类药物的降糖作用机制高度重合。因而，当患者的胰岛 β 细胞功能良好时，单用一种药就可以发挥降糖效果，两者联用会增加低血糖的发生风险。但当患者胰岛 β 细胞功能较差时，两者联用也难以发挥降糖效果。所以磺脲类药物与格列奈类药物联合使用时，降糖效果未必更好，但低血糖风险却大大增加了。因此，磺脲类药物与磺脲类药物、格列奈类药物与格列奈类药物、磺脲类药物与格列奈类药物都不能联合使用。

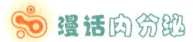

与糖共舞,以糖攻糖,用"糖"来治疗糖尿病

邓冬梅 撰写　　邓伟明 修订

故事汇

林大姐最近心情不太好,医生诊断她是2型糖尿病,听说得一辈子远离甜食,终身服药,也许还要用胰岛素。这天,她来门诊就诊,忐忑不安地问:"医生,我是否可以吃少些,不用吃药打针,把血糖降下来?"

医生笑着说:"当然,糖尿病的治疗首先是生活方式的调整,但您调整之后,血糖仍然超标,需要在生活方式调整的基础上用药,以免心、肾、血管、神经等重要器官组织受损。"医生详细地问了她的饮食习惯,告诉她:"大姐,您可以用阿卡波糖治疗,也能把血糖降下来。"

"什么?吃糖?"林大姐以为自己听错了,糖尿病怎么还要用糖治疗呢?她问,"这算不算以毒攻毒呢?"医生笑了,给她详细地解释了这种"甜滋滋"的降糖药。

第四章 降糖药物

🔬 科普知识

1. 阿卡波糖为什么能降血糖？

糖尿病最让人郁闷之处，是要和各种美食，尤其是甜食说拜拜，因为糖尿病的本质是体内分泌的胰岛素不足或身体对胰岛素不敏感，造成了血糖升高。那为什么用"糖"来降糖呢？

阿卡波糖是一种低聚糖，实际上是一种"假糖"。由于它的化学结构和葡萄糖具有一定的相似性，所以具有"欺骗性"，能够和小肠内的 α-葡萄糖苷酶结合，这个酶本来是帮助身体水解碳水化合物的，但阿卡波糖长得和葡萄糖有点相似，α-葡萄糖苷酶分不清真假，稀里糊涂就和阿卡波糖结合了，结果，碳水化合物的分解速度就慢了，肠道内葡萄糖的吸收速度减慢，这样一来，血糖上升的速度就慢了下来，逐渐变得平稳。

2. 用药如用兵：阿卡波糖的使用秘籍

使用阿卡波糖，就像是用兵一样，需要策略和时机。通常，在饭前或饭时服用，因为这时候正是碳水化合物进入战场的时刻。而且，使用阿卡波糖还有个小秘密：它最好和第一口食物一起下肚，这样效果最好。

虽然阿卡波糖是来帮忙的，但它偶尔也会有点"小情绪"。比如，它可能会引起腹胀、放屁等肠胃不适。但别担心，这些通常都是小问题，不会造成痛苦，而且随着时间的推移，身体会逐渐适应，症状也会随之消失。

此外，由于阿卡波糖具有延缓碳水化合物分解的特点，所以仅适用于以碳水化合物为主食的人群，例如食谱中以谷物为主的人；

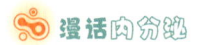

而对一些以肉食为主的人，它就英雄无用武之处了。

3. 与糖共舞：摆脱甜蜜的负担

虽然阿卡波糖有这么多的优点，但有些人并不适合服用，如对阿卡波糖及其制剂中的辅料过敏，严重的肝肾功能不全，炎症性肠病、结肠溃疡、肠梗阻、严重肠胀气、严重的疝，均为禁忌证。

有些特殊人群也不能使用阿卡波糖，如孕妇和哺乳期女性，18岁以下的青少年儿童。处于应激状态，如发热、创伤、严重感染、刚刚外科手术后等人群，需遵医嘱进行服药。

中国人是以谷物为主食的，如果排除了上述特殊情况，在健康生活的基础上，口服阿卡波糖可以达到较满意的降糖效果。合理使用阿卡波糖，也能较少出现低血糖反应。类似的药，还有米格列醇、伏格列波糖，它们都不会刺激胰岛素分泌。

林大姐听完医生的介绍，不由得松了一口气："太好了，我以为我一辈子都要吃苦口良药了，多亏有个甜滋滋的药片。"医生详细询问了她的生活习惯，测量了身高、体重，给她开具了阿卡波糖的处方，林大姐高高兴兴地回家了，她遵循医嘱，终于实现了血糖长期稳定的目标。

谈谈列净类药物治疗糖尿病的途径

邓伟明　撰写

故事汇

老陈自从诊断出糖尿病后，很重视医院的健康教育，比如运动饮食调整、监测血糖。一天，他在公园晨练的时候见到了刘大妈，几个月不见，刘大妈瘦了一圈，面带愁容。老陈关心地问："老刘，你最近怎么啦？"刘大妈叹了口气说："唉，前段时间，我患了糖尿病，医生开了药给我降糖，我吃了药后自己测尿糖，但一直都是强阳性，这病没好，我心里不踏实啊！"

老陈一愣："你在测尿糖？不是测血糖？"刘大妈说："嗯呐，我闺女孝顺，在网上给我买了不少尿糖试纸，监督我每天测。但试纸每天都是强阳性，我得赶紧去复诊了。"老陈想了想，试探地问："老刘，你吃的是什么降糖药？"他掰着手指给刘大妈介绍二甲双胍、阿卡波糖、列净类药物……听到"列净类药物"这个名字，刘大妈连连点头："没错没错，就是这个列净。"

老陈说："原来是这样，我上次在医院听健康讲座，医生介绍过，服用列净类药物不适合测尿糖。"听了这话，刘大妈疑惑起来。那么，为什么服用列净类药物不适合测尿糖呢？

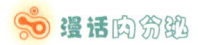

科普知识

1. 列净类药物为什么能降糖?

在口服降糖药这个大家庭中,达格列净、恩格列净、卡格列净等药是一组新加入的成员,经过几年的临床实践,它们成为常用的降糖药。这几种药都属于钠-葡萄糖协同转运蛋白-2(以下把这种转运蛋白简称"小S")抑制剂。简单来说,我们吃下去的食物,在体内分解成葡萄糖,多余的糖会从肾脏排泄出去。在排泄的过程中,肾脏通过小S这种蛋白质对葡萄糖进行了重吸收再利用。而糖尿病患者由于存在糖代谢障碍,体内葡萄糖相对多,即使肾脏排泄之后,血糖仍较高。列净类药物阻止了小S对葡萄糖的重吸收,让体内更多的葡萄糖从尿中排泄出去,于是,人体的血糖恢复了正常。

由于列净类药物是促使体内的葡萄糖从尿中排泄的,因此,尿中葡萄糖的浓度相对高,刘大妈用尿糖试纸检测,就会持续呈现阳性了。其实,如果她改测血糖,则较可信,能真实反映出血糖水平。

2. 列净类药物对身体有哪些益处和不良反应?

从作用机制方面来讲,列净类药物除了能控制血糖之外,还具有对心血管和肾脏的保护作用,因此,心力衰竭的患者也可以服用。它还有一定的利尿减肥作用,对肥胖的患者也适用,临床上确实有服用它后体重逐渐减轻的案例。

列净类药物促进了葡萄糖排泄,会不会造成低血糖反应呢?实际上,列净类药物是一种"聪明药",它的排糖量与患者血糖水平有关，血糖高时排糖多，血糖低时排糖少，使人体维持代谢平衡，不易导致低血糖。此外，列净类药物不促进胰岛素分泌，甚至还可以减少胰岛素的分泌，从而降低了发生低血糖的风险。不过，如果同时还使用磺脲类或胰岛素来降血糖的话，就要适当减少这些降糖药的用量了。

如此说来，列净类药物是好药，是否可以一边大快朵颐，一边通过药物把多余的糖分排泄掉呢？"一江春水向东流"，想想都美。实际上并不是这样，列净类药物也可能带来如下不良反应。

（1）尿路感染

尿糖增加可能会增加尿路感染的风险，要适当多饮水，主动排尿，注意个人卫生。女性由于尿道较短，尿路感染比男性常见。

（2）生殖道感染

最常见的是女性生殖道感染，如外阴阴道念珠菌病等外阴阴道炎，通常发生在刚开始用药的4个月内，男性为念珠菌性龟头炎和阴茎包皮炎，通常发生在第1年内。

（3）低血压

由于尿液增加，可能会出现血压下降的情况，需要监测血压，在医生指导下调整用药。

3. 服用列净类药物有什么注意事项？

鉴于列净类药物有上述的不良反应，在使用的时候应该遵循下列注意事项。

（1）遵医嘱

在医生的指导下使用，不要自行增减剂量。

（2）定时服用

每天固定时间服药，与食物无关。

（3）多喝水

因为糖分的排出会增加尿量，所以要保证充足的水分摄入。

（4）适量摄入碳水化合物

避免过少碳水化合物的饮食模式，防止糖尿病酮症酸中毒。

（5）应激状态下要停药

建议在择期手术、剧烈体力活动（如马拉松比赛前 24 小时）时停药，同时注意停药的后续效应。

列净类药物温柔而坚定地带走了体内多余的糖分。它虽然不是万能的，但与健康的生活方式相结合，可以帮助糖尿病患者更好地享受健康的生活。同时，也建议糖友向老陈学习，积极参加健康教育，留意医生的叮嘱，可以避免不必要的烦恼。

第四章 降糖药物

解读中医治病的若干原则

✎ 何万辉　撰写

故事汇

陈伯今年 70 岁，罹患 2 型糖尿病近 10 年，平时基本能定期到专科门诊随诊、规律服药。某一年秋冬交季时，陈伯开始出现多尿加重，尤其是夜尿更频繁。陈伯日常也有关注一些医学、卫生、健康类的信息，在一次偶然的机会下，陈伯看到中医学经典《金匮要略》中的一句"男子消渴，小便反多，以饮一斗，小便一斗，肾气丸主之"，随即眼前一亮：自己的症状不就是刚刚好跟《金匮要略》记载的一模一样吗？于是，陈伯就到附近药店买到了一瓶中成药"金匮肾气丸"，按照药品说明书的用法用量服药。两三周下来，陈伯感到夜尿似乎减少了一些，而且既往每逢入冬就会出现的手足冰冷感也似乎减轻了。于是陈伯一次性买了整整一箱的"金匮肾气丸"，坚持每天服药。

转眼间，春节过去，清明将至，陈伯的多尿症状又逐渐加重了，而且接连出现牙龈肿痛，口腔黏膜、舌尖反复出现水疱和溃疡，满嘴火辣辣的刺痛感让陈伯寝食难安。一次晚饭后，在家中小区散步时，跟街坊闲聊，提及自己的遭遇，热心的街坊纷纷进言，这是"心火上炎""胃肠湿热""虚火上浮"等，更有街坊介绍了

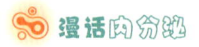

"牛黄解毒丸"、"黄连上清丸"、金银花、鱼腥草等可以清热泻火的药物、药材。于是陈伯按照街坊的介绍，去药店买了"牛黄解毒丸"，又在药材铺里买了一大包金银花回家，用金银花煮的茶送服"牛黄解毒丸"。几天折腾下来，陈伯口腔黏膜和舌尖上的溃疡还没消失，反而一向还不错的食欲消失得几乎无影无踪，胃脘部似胀非胀、似痛非痛、满闷不舒而莫可名状，并且大便时而干结、时而稀烂。被折腾得快要脑壳冒烟的陈伯终于来到医院挂号，来到诊室求医。

主诊医生询问病史，掌握了陈伯这大半年以来的经历以后，再诊察了陈伯的舌象、脉象，对陈伯的病情基本上心中有数了。此时陈伯的舌红绛，舌苔厚腻、黄白相兼，脉象弦滑。医生嘱咐陈伯立即停止服用"金匮肾气丸"、"牛黄解毒丸"和金银花茶，改用分消寒热、化湿利水、健运脾胃等方法，并且暂时改用较少引起胃肠道反应的降糖药。几次复诊下来，陈伯身上纷繁复杂的症状终于逐一消除，夜尿虽未彻底治愈，但也能减少到1次或2次。

陈伯一再对医生的悉心诊治表示感谢，此外，也对这大半年以来的"奇遇"感到困惑不已。此时医生道出其中的道理，原来陈伯使用中药、中成药时违背了若干中医学原则。

科普知识

中医学诊治疾病的基本原则如下。

1. 辨证论治原则

中医学认为每个患者的病证不同、病机不同，因而应当分别制订不同的治疗目标，采取不同的治疗方法。具体而言，每个患者脏腑、气血、阴阳的虚损程度不同，每个患者体内的寒热、燥湿、气滞、瘀血亦各有不同，因此应该分别针对每个患者个体的差异而制订相应的治疗目标和治疗方法。这就是中医学的辨证论治原则。

2. 三因制宜原则

三因制宜即因时制宜、因地制宜、因人制宜。因时制宜是指治病过程中，尤其选方用药时，注重根据所处季节、时令、天气特点而灵活变化。因地制宜是指治病过程中，选方用药时会根据患者所处地域水土气候特点的差异而做出调整。因人制宜就是要求治疗疾病时根据患者的年龄、性别、体质等不同特点，来制订适宜的治法与方药。

3. 整体观

中医学着眼于整体去认识疾病和患者，认为人与所处的自然界是一个统一的整体，人体是一个统一的整体，疾病的全过程也是一个连续的整体过程。

陈伯七十高龄，久患消渴，脏腑、气血、阴阳皆有所不足。秋冬季节小便增多、手足冰凉，选用温阳补肾的金匮肾气丸，虽未完全遵循辨证论治原则，但亦无大错，所以服药后症状得到短暂缓解。但由冬入春，季节时令由干燥寒冷逐渐回暖潮湿，陈伯仍继续服用金匮肾气丸则违背因时制宜原则，如此则温阳过度，导致体内积热，再受到自然界温暖潮湿天气影响，体内的积热容易与由外入侵的湿热相结合，则出现因胃肠积热而牙龈肿痛、口舌生疮的症状。由于缺乏整体观念，罔顾因人制宜原则，陈伯一见热象即妄投牛黄、黄连、大剂量金银花等大苦大寒之物，忽视了自身年事已高的现状和胃肠之热（主要因误服温燥药物所致），最终导致两方面不良后果。其一，滥用苦寒之物，徒伤脾胃，脾失运化与升清，胃不受纳与和降，故出现胃脘胀闷不舒、食欲下降、大便溏秘不调；其二，湿热病邪被苦寒冰伏而成寒热错杂，故舌象出现红绛，但舌苔厚腻且黄白相兼，脉弦滑。

根据陈伯的病因和就诊时的病机，医生先去其病因（停用所有不合理使用的中成药、药材），着眼于整体，分步骤、有次序地根据证型的变化而采取相应的治法、方药治疗，随后陈伯病情得到缓解。

通过陈伯的例子，我们可以看到，与现代医学不同的是，中医学治病更强调根据患者的个体情况来制订治疗方法，更重视从整体调理患者的脏腑、气血、阴阳，以达到治病防病目的，更会依据季节、气候、地域变化而对治疗方法做出调整。

此外，以陈伯为例，糖友一旦出现多饮、多尿、多食、体重下降症状任意之一的加重，都应该加强血糖监测；其中多尿加重时，更需要额外注意排查蛋白尿、肾功能和膀胱残余尿量的情况，男性患者则需要注意排查前列腺疾病引起的尿频；一旦出现手足冰凉、麻木、疼痛或其他异常感觉，需要排查周围神经病变、周围血管病变；一旦出现食欲下降、排便习惯改变，需要排查胃肠道自主神经病变。

破解"偏方""秘方"误区

何万辉　撰写

故事汇

陈姨刚过 60 岁生日,就拿到体检报告,提示她患有糖尿病。陈姨到正规医院糖尿病专科就诊后,口服葡萄糖耐量试验和糖化血红蛋白监测等一系列结果均证实她患有 2 型糖尿病。尽管在正规医院内分泌专科接受了口服降糖药治疗,血糖能大致控制下来,但时而出现的口干舌燥仍困扰着陈姨。中秋过后,天气干燥,陈姨口干感觉更为明显。看着市场上林林总总的新鲜水果,陈姨担心血糖升高而不敢大快朵颐。此时此刻,陈姨心情郁闷透顶。

某日,陈姨在路边看到一家专营糖尿病专用保健品的店铺,而且其还声称"祖传清朝宫廷御用秘方,实现逆转糖尿病"。仿佛看到救命稻草一样,陈姨立即进店一探究竟。在店员热情推销之下,陈姨买了十几包"祖传秘方"回家煎煮服用。并且在听完店员说了一通降糖药物和胰岛素的坏话之后,陈姨竟然停用了正规医院内分泌科医生开出的口服降糖药。十几天下来,喝完"祖传秘方"之后,感到口干症状减轻了一些的陈姨惊喜不已,立刻去那家店,又买了整整两箱的"祖传秘方"回家继续煎煮服用。

秋去冬来、年关将至,陈姨感到一天比一天疲累,四肢又麻

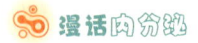

又酸，没走出小区大门就感到双腿沉重无力。家人也发现陈姨日渐消瘦，于是在家人陪同下，陈姨来到医院就诊，一查血糖竟然超过20 mmol/L。门诊医生立刻安排陈姨住院。经过一系列规范治疗后，陈姨病情逐步好转，但仍对那两大箱、价值不菲的"祖传秘方"念念不忘，毕竟喝了以后自己的口干症状的确减轻了。

主管医生拿到陈姨家人带过来的那些"祖传秘方"，交给医院药剂科执业中药师鉴定。原来这些"祖传秘方"并非什么名贵药材，全部是黄芪、生地、麦冬、天花粉之类的普通药材，而且每一包里面的各味药材的用量都不恒定，就像是随便抓起一把丢进去一样。

科普知识

2 型糖尿病是目前临床上最常见的糖尿病类型，具有发病初期症状（口干多饮、多食易饥、多尿、体重下降）隐匿、进展缓慢、易合并其他新陈代谢紊乱疾病（如肥胖、高脂血症、高尿酸血症、痛风、各种动脉粥样硬化性疾病等）等特点。由于在病变初期，口干等症状不典型，时轻时重、时有时无，这常常迷惑 2 型糖尿病患者，使患者无法准确感知自己的病情。陈姨仅仅单凭口干症状减轻就认为自己的病情好转，就是被 2 型糖尿病的早期症状特点所迷惑。由于口干症状得到缓解，陈姨在不知不觉中更容易放松对糖尿病的警惕，饮食和运动上或多或少都有所懈怠，加上擅自停用了正规的降糖药物，其病情在无声无息中发展、恶化，最终引起严重后果。

破解误区："偏方""秘方"良莠不齐，误信误用贻害无穷。

第四章 降糖药物

目前市场上充斥着各种以"保健"为名的降糖产品，尤其是声称具有辅助降血糖作用的保健品。这些产品当中，打着"中医药"旗号的为数不少。更有不法之徒在宣传时采用"祖传秘方""民间验方""逆转病情""唤醒胰腺"等字样，吸引眼球。但这些产品的真实性、有效性、安全性往往难以辨别。

中医学传承超过两千年，在漫漫历史长河中偶有零星学术思想（如对某些药材的认识、某些方剂的组成及用法等）散落民间，不足为奇。但自唐朝以来，历代官府都重视对医学知识、医学书籍的收集和整理。历朝历代中医药学家都在行医实践和学术传承中，对中医药知识进行筛选、过滤。有效的药材和药方被一代接一代地记载流传下来，无效的药材、药方、治法被淘汰。这些中医学瑰宝现在基本都已被编辑成图书，通过正规途径出版。

中医学诊治疾病的精髓绝非那些"偏方""秘方""验方"，更非罔顾患者实际情况的"千人一方"，而是辨证论治思想和整体观念。与现代医学相比，中医学更强调以患者为中心，具体选方用药根据患者时刻变化着的病情而改变，着重于让患者与所处的外部环境保持和谐。因而，众多著名中医学家在临证施治时，选方用药千变万化而往往疗效出神入化。所以，脱离具体患者、具体病情而呆板死守一组固定药物组成的"偏方""秘方""验方"，能治好病是偶然，治不好病才是必然。

那么，如何正确运用中医学防治糖尿病、发挥中医学优势对抗糖尿病呢？

2型糖尿病患者应当终身接受治疗，但不意味着需要终身药物治疗，更不意味着需要永久降糖药物治疗（包括口服降糖药、胰

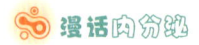

岛素等注射剂型降糖药)。正确运用中医学,可以为防治2型糖尿病带来诸多好处。中医学防治疾病,并不局限于一法、一技、一方、一药,而更注重从整体上、从根本上着手,运用多种方法防病治病。

1. 平衡理念

《素问·生气通天论》载,"阴平阳秘,精神乃治"。中医学防病治病,追求让人体阴阳恢复平衡、维持平衡。为达成阴阳平衡的目标,则采取多种养生方法。

第一,饮食营养要均衡,《素问·脏气法时论》指出,"五谷为养,五果为助,五畜为益、五菜为充。气味合而服之,以补精益气",其核心思想就是提倡食物品种合理搭配、饮食营养均衡,从而保持健康。

第二,保持心态平衡、情绪稳定。现在城市生活节奏快、工作压力大,容易导致人精神紧张、情绪不稳,人体在紧张状态下容易出现应激反应,体内肾上腺糖皮质激素分泌增多,可以在一定程度上加重血糖代谢紊乱。中医学养生保健观念重视精神调摄,如《素问·上古天真论》载,"有圣人者,处天地之和,从八风之理,适嗜欲于世俗之间,无恚嗔之心……外不劳形于事,内无思想之患,以恬愉为务,以自得为功"。保持心态乐观、心境平和是养生保健的重要环节。

第三,人与自然保持平衡。中医学认为人体是一个统一的整体,人与其所处的自然界也在一个统一的整体之中。因而,人应当与自然界保持协调、平衡,才可达到养生、保健、防病、治病之目的。具体到日常生活中,就是根据季节变化而采取相应的作息规律、饮食种类和运动方法，如《素问·四气调神大论》载，"春三月……夜卧早起，广步于庭""夏三月……夜卧早起，无厌于日""秋三月……早卧早起，与鸡俱兴""冬三月，早卧晚起，必待日光"，就提示我们应该根据四季变化而调整作息。具体饮食方法、运动方法，请参阅本书其他章节，此处不再赘述。

2. 治未病理念

中医学重视预防疾病的发生、传变、复发，即"未病先防、既病防变、瘥后防复"。我国和欧美国家的现代医学研究结果均证实，改善生活方式可以有效降低 2 型糖尿病的发生风险。而中医学则早在两千年前就重视预防疾病的发生。如《素问·四气调神大论》载，"圣人不治已病，治未病，不治已乱，治未乱……病已成而后药之，乱已成而后治之，譬犹渴而穿井、斗而铸锥，不亦晚乎？"运用中医学治疗糖尿病，首先要发挥中医学"未病先防"的先进理念。现在各中医院纷纷设立治未病中心（治未病科），对一般健康人群进行筛查，以早期识别体质异常的人群、存在糖尿病风险的人群，并采取针对性干预措施，从而降低普通人罹患糖尿病的风险。

3. 三因制宜与辨证论治

前面提到中医学中的因时制宜、因地制宜、因人制宜，由此可见，中医学更早提出、更加强调"个体化治疗"原则。面对同样罹患糖尿病的人群，中医学认为每个患者的病证不同、病机不同，因而应当分别制订不同的治疗目标、采取不同的治疗方法。具体而言，每个患者脏腑、气血、阴阳的虚损程度不同，每个患者体内的寒热、燥湿、气滞、瘀血亦各有不同，因此应该分别针对每个患者个体的差异而制订相应的治疗目标和治疗方法。

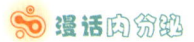

4. 整体观念与丰富多样的治法

如上文所述，中医学着眼于从整体去认识疾病和患者，认为人与所处的自然界是一个统一的整体、人体是一个统一的整体、疾病的全过程也是一个连续的整体过程。因而，中医学治病强调避免"头痛医头、脚痛医脚"，面对纷繁复杂的证候，要区分不同证候之间的轻重缓急，有步骤、有计划地执行连贯的治疗方法。具体治疗手段方面，会根据病情的不同特点，采取多种多样的方法，如内服汤剂、内服丸散剂、药物外敷与涂擦、药液熏洗、针刺（包括各种刺法，如温针、电针、穴位注射等）、艾灸、拔罐、推拿按摩等。从整体着眼和从细节入手，多种治疗方案灵活配合，这就是中医学治病的优势所在。

第五章
闲话"甲"常

腺疾病是常见的内分泌性疾病。在看似普通、平常的表面之下,甲状腺疾病却潜藏着各种各样的风险与诊疗误区。本章将为大家简要介绍一些常见甲状腺疾病的防治知识。

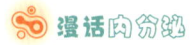

吃得多还瘦了？先别高兴得太早！

林春挺　撰写　　陈丽兰　修订

故事汇

安琪儿素来以"美食达人""资深吃货"自居，但遍尝美食所带来的体重增加问题，也一直困扰着她。近半年来，安琪儿发现体重增长的"阴云"在逐渐消散，即使开怀大吃，体重也没有随之增加。而且随着胃口大增，原本微胖的身材反而逐渐瘦下来了。但随着夏去秋来、天气转凉，安琪儿仍总是感到酷热难耐，稍稍活动一下都大汗不止。这种酷热不止的感觉让安琪儿烦躁不已，还出现夜间失眠、白天疲倦等情况，渐渐地连月经都开始不规律了。这时安琪儿来到医院就诊，经过一系列的检查，最终发现原来这一切都是因甲亢所致。

科普知识

1. 什么是甲亢？

甲亢即甲状腺功能亢进症，是指甲状腺产生和释放过多的甲状腺激素所致的一组疾病。

2. 引起甲亢的病因有哪些？

引起甲亢的病因有很多，最常见的是 Graves 病。此外，甲状腺肿物（如毒性结节性甲状腺肿、甲状腺肿瘤）、垂体肿瘤（引起中枢性甲亢）、妊娠早期[引起人绒毛膜促性腺激素（HCG）相关性甲亢]、其他器官的恶性肿瘤（引起异位 TSH 综合征）等情况都可以引起甲亢。

3. 甲亢有哪些表现？

不同原因、不同类型的甲亢具体表现各有特点。Graves 病是引起甲亢最常见的疾病。本文就以 Graves 病为例，为大家介绍甲亢的常见特征。

（1）高代谢综合征

这是甲亢最常见的临床表现，包括怕热、多汗、皮肤温暖潮湿、低热、体重下降、多食易饥、疲倦乏力等，还可导致血糖、血脂、电解质代谢紊乱。

（2）神经系统

患者易激惹、失眠、紧张、焦虑、烦躁，常常注意力不集中。伸舌或双手平举可见细震颤、腱反射活跃。部分病例可出现幻觉、狂躁症；也有个别病例表现为寡言、抑郁（如淡漠型甲亢）。

（3）心血管系统

典型表现是心悸、气促，活动后加剧。心率增快、心尖部第一心音亢进、可闻及收缩期杂音；心律失常，以房性期前收缩为最常见，也可见室性或交界性期前收缩、阵发性或持续性心房颤动。严重者可发生心肌缺血、心脏增大、心力衰竭。

（4）消化系统

常表现为食欲亢进、大便次数增多或腹泻、肠鸣音活跃。少数患者可出现恶心、呕吐等症状，或出现转氨酶升高、黄疸等肝功能异常表现。

(5) 血液系统

部分患者有轻度贫血，外周血白细胞和血小板计数可有轻度降低。

(6) 内分泌系统

女性常表现为月经量减少、周期延长，甚至闭经。男性可出现乳房发育、阳痿等症状。由于骨代谢转换加速，可引起低骨量或骨质疏松症。

(7) 眼部表现

患者有眼内异物感、眼球胀痛、畏光、流泪、复视、斜视、视力下降、视野缩小、眼球突出、眼睑退缩、肿胀、结膜充血、水肿、眼球活动受限、眼睑闭合不全等表现。严重者眼球固定、眼睑无法闭合、角膜外露而形成角膜溃疡、全眼炎，甚至失明。

(8) 甲状腺

Graves 病患者甲状腺多呈弥漫性肿大，质地软或坚韧，无压痛。

(9) 胫前黏液性水肿

这是 Graves 病的特征性皮肤表现，发生率大约为 5%，常见于胫骨前下 1/3 部位。皮损多为对称性，早期皮肤增厚、变粗、毛囊角化，可见广泛大小不等、突起不平的红褐色或暗紫色的斑块或结节；后期皮肤如橘皮或树皮样，可伴继发性感染和色素沉着。

(10) 甲亢特殊临床表现和类型

淡漠型甲亢：发病隐匿，多见于老年人，高代谢症状、眼征和甲状腺肿大均不明显，主要表现为神志淡漠、抑郁、头晕、乏力、心悸、食欲下降甚至厌食、腹泻、明显消瘦等。

4. 防范与应对

Graves 病可发生于各年龄段人群，但尤其多发于 30 ～ 60 岁者，女性患病率高于男性。Graves 病是一种发生于甲状腺的自身免疫性疾病，部分病例可合并其他自身免疫性疾病。因此，当出现上文提到的相关症状、已确诊存在自身免疫性疾病、长期需接受富含碘药物治疗（如胺碘酮）等情况时，均需要注意排查甲亢。此外，老年人发生甲亢时，可表现为"淡漠型甲亢"，因此当老年人出现不明原因的食欲下降、精神状态变差等情况时，也需要注意排查甲状腺疾病。

不同原因引起的甲亢治疗手段不尽相同。Graves 病可通过药物治疗、同位素碘 -131 治疗等方法。当怀疑或确诊罹患甲亢时，规范的内分泌科专科诊治是最基础的环节。

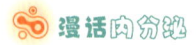 漫话内分泌

勿让甲状腺激素"狂飙"，防范甲状腺危象的小技巧

叶伟平 撰写　　何万辉 修订

故事汇

吴太太去年患了甲亢，但因为工作繁忙又要接送儿子上学放学，难免隔三岔五漏服药。大半年过去，吴太太的病情几乎没见一丝起色。某日，吴太太刷视频得知有一种"碘-131治疗"可以"一劳永逸"地解决甲亢，而且某某医院在开展"碘-131治疗"方面有丰富经验。吴太太就来到这家医院，接受了一次"碘-131治疗"。在随后几天里，吴太太逐渐感到心跳加速，怕热多汗明显加重，夜间难以入睡，白天精神难以集中，并且烦躁不安。这天，吴太太在公司忙了一整天，身心疲惫地回到家，发现调皮捣蛋的儿子作业没做好，还把家里弄得到处脏兮兮的，吴先生正"葛优躺"在沙发上视而不见。吴太太一阵怒火猛冲上头，把老公痛骂一顿。说着说着，吴太太逐渐感到呼吸困难、全身颤抖、大汗淋漓、双腿一软就倒在了地上。

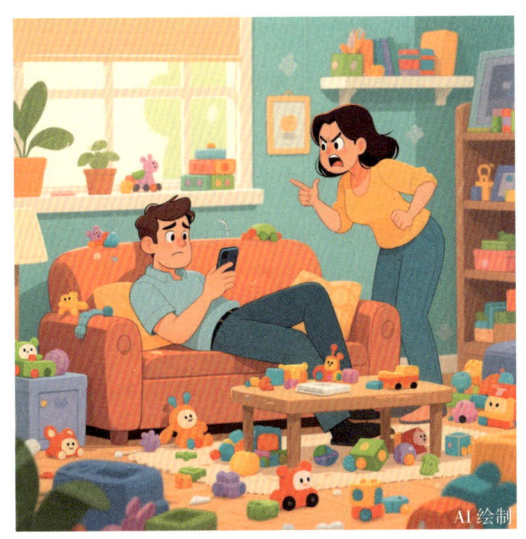

经过一番紧张的抢救后，吴太太的病情勉强稳定下来。主管医生告诉吴先生，吴太太这次是发生了甲状腺危象，虽然暂时稳定住了，但完全解除危机仍需 2 周左右的时间。吴太太自从确诊甲亢以来一直无规范服药，在未经充分药物控制的前提下贸然进行碘 -131 治疗，加上过度劳累和情绪刺激，诸多因素共同作用下诱发了这场风波。

科普知识

1. 什么是甲状腺危象？

甲状腺危象也称作甲亢危象，是甲状腺毒症危及生命的严重表现。甲状腺危象表现为甲亢症状的急骤加重和恶化，以多器官受累为特征，可危及生命。多器官功能衰竭是甲状腺危象导致死亡的常

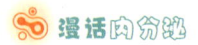

见原因，需要早期识别和紧急治疗。

甲状腺危象，可以简单理解成甲状腺激素在体内形成的一场"风暴"。我们知道，风暴所过之处，风雨交加，树倒房塌，人畜伤亡，满目疮痍。发生甲状腺危象时，患者的甲状腺激素就像风暴里的狂风一样，在体内各个组织器官一路狂飙，其所过之处每一个细胞都会遭受蹂躏、破坏。

2. 甲状腺危象是如何产生的？

甲状腺危象主要是由大量甲状腺激素释放进入血液循环，使患者血液中的甲状腺激素水平骤然升高而引起。此外，甲状腺危象的发生也跟患者自身身体状况密切相关。例如，罹患了一些全身性、消耗性疾病的患者，其体内甲状腺结合球蛋白减少，可使与蛋白质结合的甲状腺激素游离出来，成为游离甲状腺激素；又例如，患有心、肝、肾等重要器官功能不全的患者，其身体对甲状腺激素的适应能力降低。这些因素，都可使患者发生甲状腺危象的风险增加。

这就类似于一场风暴给一个地区造成多大的破坏，取决于两大因素。第一，风暴的强度。风暴的强度越大，带来的破坏力越大。第二，地区的防灾、减灾、抗灾能力。一般来说，经济越发达的地区，防灾、减灾、抗灾能力越强，风暴过境造成的破坏会相对轻一些；经济欠发达的地区就相反。

3. 为什么甲状腺危象的救治难度大？

甲状腺危象的病死率高、救治难度大。一方面，甲状腺危象不仅仅是甲状腺功能严重异常，而且是影响到人体心、肝、肾、神经系统、造血系统等多器官、多系统的危重状态；另一方面，目前有效救治甲状腺危象的方法有限。目前针对甲状腺危象的主要药物有抗甲状腺药物、鲁氏碘液、控制心律失常药物、糖皮质激素等。其中抗甲状腺药物是主要药物。抗甲状腺药物的主要作用是抑制甲状腺激素的合成，而不能清除已经释放进入血液循环的甲状腺激素。上文提到，甲状腺危象的主要成因是大量甲状腺激素释放进入血液循环，使患者血液中的甲状腺激素水平骤然升高，从而造成各个系统器官的损害。因此，抗甲状腺药物不能立即解决甲状腺危象患者最迫切的问题。因此，对于甲状腺危象，我们更应着重预防，避免诱发；尽力在早期识别甲状腺危象前期，及早干预，避免甲状腺危象前期恶化成甲状腺危象。

4. 如何早期识别甲状腺危象？

甲状腺危象前期时，患者原有的甲亢症状加剧，可伴发热、体重锐减、恶心呕吐等症状。甲状腺危象则表现出与疾病程度不相称的高热或超高热，体温可达 40 ℃或更高；同时伴显著的心动过速（心率常在 160 次/分以上）、大汗、极度不安、兴奋和颤抖，继而出现精神症状，甚至昏迷。患者还可以伴腹痛、腹泻，也可出现伴血压下降的充血性心力衰竭。此外，患者还可能合并严重的电解质紊乱、白细胞增高、肝肾功能异常。患者多因高热虚脱、心力衰竭、肺水肿、水电解质代谢紊乱而死亡。

为更好地判断甲状腺危象及评估病情，目前通常使用 Burch-Wartofsky 评分量表（简称"BW 量表"）对甲亢患者进行风险评估。甲亢患者或其家属可以借助 BW 量表来识别甲状腺危象前期，从而有利于早期发现、早期干预，避免病情恶化。详情参见表 5-1。

例如，患者出现明显的发热（体温达 38 ℃），安静状态下每分钟心率超过 110 次，并且出现消化系统症状（腹痛、腹泻、恶

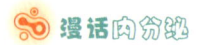

心、呕吐任意一项）。这时，BW 评分已达到 30 分，提示患者已处于甲状腺危象前期，必须尽快就诊。

又如，患者出现眼睛发黄、皮肤发黄、尿色深黄等黄疸表现，表现出明显的烦躁不安，呼吸急促，室内走动后就出现呼吸困难感觉，每分钟心率超过 120 次。这时，BW 评分已达 45 分，提示患者已经发生了甲状腺危象，必须立即就医。

表 5-1　Burch-Wartofsky 评分量表

标准		分值	标准		分值
体温 /℃	37.2～37.7	5	心动过速 /（次 / 分）	100～109	5
	37.8～38.3	10		110～119	10
	38.4～38.8	15		120～129	15
	38.9～39.3	20		130～139	20
	39.4～39.9	25		≥ 140	25
	≥ 40	30	心房颤动	无	0
消化系统症状	无	0		有	10
	中度（腹泻 / 腹痛 / 恶心 / 呕吐）	10	充血性心力衰竭	无	0
	重度（黄疸）	20		轻度	5
中枢神经系统症状	无	0		中度	10
	轻度（烦躁不安）	10		重度	20
	中度（语妄 / 精神错乱 / 昏睡）	20	诱因状态	无	0
	重度（癫痫 / 昏迷）	30		有	10
总分评价			甲状腺危象		≥ 45
			甲状腺危象前期		25～44
			无甲状腺危象		< 25

注：评分基于存在甲状腺毒症。

5. 如何防范甲状腺危象？

甲状腺危象的常见诱因包括：a. 甲亢治疗过程中不规范减药、停药；b. 未经充分准备而进行甲状腺手术、碘-131 治疗；c. 感染；d. 精神刺激；e. 其他手术、严重创伤。针对这些常见诱因，甲亢患者及其亲属应该做好下面几点。

（1）规范随诊、规范用药

甲亢患者在接受药物治疗的过程中，务必要做到定期复诊、规范用药，遵照专科医生意见定期进行病情监测（如监测血常规、肝功能、甲状腺功能等），切忌未经专科医生同意擅自减药、停药。

（2）生活作息规律、保持心情舒畅

甲亢患者平时要注意生活作息规律、合理饮食，避免诱发各种感染。同时身边的家人要对甲亢患者多一些理解与关怀，既要避免让甲亢患者进行重体力劳动，也要避免争吵等对患者造成心理、精神刺激。

（3）遵医嘱，及时就医

患者计划进行碘-131 治疗、手术或侵入性操作（尤其是全身麻醉）前，需先咨询专科医生意见。当患者并发各种感染时，应当尽快规范就医，切忌盲目自行用药。

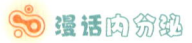

两种容易混淆的甲状腺疾病，误诊误治遗祸不浅

方惠玉　撰写　　何万辉　修订

故事汇

27岁的T小姐正与未婚夫筹备3周后的婚礼事宜，一场突如其来的怪病让沉浸在新婚前甜蜜之中的她彻底慌了神。5月中旬，T小姐因出现发热、全身泛发性皮疹就诊，当时的她头面、颈项、躯干、四肢满布红斑、丘疹、风团，瘙痒剧烈导致彻夜难眠。急诊科医生初步筛查发现T小姐甲状腺功能异常，安排她住进了内分泌科。内分泌科医生详细了解了T小姐病史，综合各项检验、检查结果后得出结论：她是一例桥本甲状腺炎被误诊为Graves病、误用抗甲状腺药物引起的粒细胞减少症、皮肤损害和肝功能损害。

原来，5月初T小姐出现颈前肿大、烦热，在某院就诊，当时血液甲状腺激素检查发现FT_3和FT_4升高、TSH降低，医生给予丙硫氧嘧啶治疗。T小姐服药约1周后出现上肢皮疹、发热，在住所附近的医院急诊就诊后，被诊断为"病毒感染"，服用了对乙酰氨基酚（退热）和抗病毒药物；不料短暂退热后，皮疹迅速蔓延至全身，体温更是一路飙升到40.1℃。

第五章 闲话"甲"常

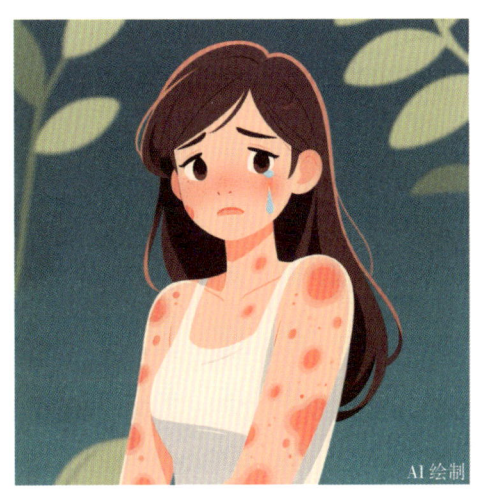

A1绘制

T小姐来到内分泌科住院后,医生仔细询问病史发现:T小姐虽然有颈前肿大,但程度轻微,须仔细查体才可察觉甲状腺肿大;起病初期虽有怕热,但无明显多汗,且怕热症状只在夜间出现而白天几乎没有;虽有心悸和手震颤,但程度较轻,往往在比较剧烈的运动之后才出现;虽有入睡困难,但不至于彻夜难眠;发病近3周以来未见明显消瘦;全面复查甲状腺相关检查项目发现FT_3和FT_4已恢复正常、TSH回升至接近正常,TgAb和TPOAb明显升高,TRAb正常,彩超检查发现甲状腺呈现"慢性淋巴细胞性甲状腺炎"声像。

由此,T小姐身上的谜团被解开了:T小姐患的是桥本甲状腺炎,但被误诊为Graves病,导致误用丙硫氧嘧啶,因丙硫氧嘧啶发生不良反应而导致皮肤损害、肝功能损害、粒细胞减少。T小姐住院期间,以内分泌科医生团队为核心,组织肝病科和皮肤科医生组成多学科协作诊疗团队，经过 9 天中西医结合治疗，躯干皮疹消退 90% 以上，颜面和四肢皮疹全部消退，粒细胞数量和肝功能恢复正常，顺利出院。

科普知识

桥本甲状腺炎和 Graves 病都是临床上常见的甲状腺疾病，两者在某些阶段有相似的表现，因而容易被混淆、误诊。

Graves 病，又称毒性弥漫性甲状腺肿，是临床上导致甲亢的常见原因。患者常见的临床表现有怕热、多汗、心悸、手震颤、烦躁易怒、失眠、消瘦、颈前甲状腺肿大、眼突等，以上症状如得不到适当治疗会逐渐加重。

桥本甲状腺炎，又称慢性淋巴细胞性甲状腺炎，是自身免疫性甲状腺炎的一种类型。该病在早期，甲状腺组织受到炎症的破坏而引起甲状腺激素释放进入血液循环，因此患者会出现一过性怕热、多汗、心悸、手震颤、消瘦等症状，往往会被误诊为甲亢。与 Graves 病不同的是，桥本甲状腺炎引起的怕热多汗等症状往往程度较轻、不典型，并且可自行缓解。

Graves 病和早期的桥本甲状腺炎有相似的临床表现，容易造成误诊，更有个别患者同时患上 Graves 病和桥本甲状腺炎，这些情况都需要专科医生从病史、临床表现、甲状腺激素水平、甲状腺相关抗体、甲状腺影像学检查等多方面搜集病例资料、综合分析，才能做出准确判断。

早期的桥本甲状腺炎尽管有类似甲亢的症状，但无须使用抗甲状腺药物治疗；而 Graves 病则需要使用抗甲状腺药物治疗。抗甲状腺药物的常见不良反应有粒细胞减少、皮疹、肝功能异常，因此在用药期间，需监测血常规、肝功能，且一旦发现皮疹等皮肤异常情况，须立即就诊，采取适当措施干预。

第六章
解密"酸痛"

痛风是当代的常见病,发病人群日渐年轻化。痛风与高尿酸血症关系密切。控制尿酸水平是防治痛风的核心环节。本章将为大家讲解高尿酸血症与痛风的病因、防治要点。

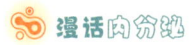

脚踝挤出"牛奶",竟是痛风惹的祸!

何万辉 撰写

故事汇

岑叔刚刚退休,正过着悠游自在的日子。一晚赴宴后,岑叔在家感到左脚脚踝附近肿痛难忍,外踝附近肿胀了起来、皮肤红了一大片、摸上去热热的。岑叔自以为晚上喝了几杯酒,回家路上脚步不稳、不小心扭到了,就没在意,心想睡一觉后就会没事。但夜间脚踝上的痛越来越严重,让岑叔彻夜未眠。天亮后,岑叔来到医院就诊,并由门诊医生安排住院了。

原来,岑叔几年前体检发现了尿酸升高,但当时无关节疼痛,就没有进一步诊治了;加上这次大量饮酒和进食虾蟹海鲜,关节肿痛就如暴风雨般袭来。岑叔这次入院时血尿酸的水平超过500 μmol/L。主管医生判断这次岑叔的关节肿痛属痛风性关节炎无疑。除了关节红肿热痛外,主管医生还发现岑叔的左踝关节肿胀最明显的地方有一个半粒绿豆大小的白点,轻轻按压还有点"波动感"。经过一天的服药和外敷膏药后,岑叔左侧踝关节红肿范围虽略为缩小了,但外踝上的小白点进一步变大、局部波动感更明显了。这时主管医师用无菌针头轻轻一挑,一股乳白色、类似牛奶的液体立即从破口处流出来。伴随着这道"牛奶瀑布"的泻走,岑叔立即感到踝关节的胀痛感大大减轻。在随后的一周里，经过专科护士每天清创、换药，岑叔外踝上的创口顺利愈合了。

科普知识

1. 什么是高尿酸血症、痛风、痛风性关节炎、痛风石

（1）高尿酸血症

高尿酸血症是一种嘌呤代谢紊乱引起的代谢异常综合征。当患者非同日 2 次血尿酸水平超过 420 μmol/L 时，则称之为高尿酸血症。

（2）痛风

痛风是一种单钠尿酸盐沉积在关节所致的晶体相关性关节病。痛风与高尿酸血症密切相关。当尿酸水平超过其在血液或组织液中的饱和度时，则可在关节局部形成尿酸钠晶体并沉积，在局部诱发炎症反应和组织破坏，从而导致痛风。因此，高尿酸血症与痛风是一个连续、慢性的病理生理过程。

（3）痛风性关节炎与痛风石

痛风性关节炎与痛风石是痛风病程中不同时期的表现。痛风的自然病程可分为无症状高尿酸血症期、急性发作期、发作间歇期和慢性痛风石病变期。其中，痛风石是一种以尿酸盐为核心、周围被上皮细胞等细胞包裹而形成的异物结节。痛风石常发生于关节软骨、关节周围组织、皮下组织、耳郭等部位。当沉积尿酸盐重新溶解、析出时，就会诱发关节炎的急性发作，部分病例会出现痛风石从皮肤溃破口流出或尿酸盐晶体从破裂口流出的情况。

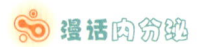

上文提及的故事中，岑叔的情况就是沉积在踝关节里的尿酸盐溶解、析出并流出至皮肤表面，主管医生挑破皮肤后出现的那道"牛奶瀑布"就是溶解了的尿酸盐。

2. 高尿酸血症的成因

（1）尿酸的生成

尿酸是嘌呤的代谢产物。嘌呤是细胞内核苷酸、核蛋白的代谢产物。由此可见，每个细胞的细胞核里的核苷酸、核蛋白是体内尿酸的"源头"。人体内的尿酸约 80% 来源于自身细胞新陈代谢而释放出的核苷酸、核蛋白，约 20% 来源于食物中的核苷酸、核蛋白。

（2）尿酸的排泄

人体产生的尿酸中，约三分之二经肾排泄、约三分之一经消化道排泄。尿酸在经肾脏排泄的过程中会经历"肾小球滤过 - 肾小管重吸收 - 肾小管分泌 - 肾小管分泌后重吸收 - 排泄"的过程。

正常情况下，人体内尿酸生成和排泄保持平衡，当存在导致尿酸生成过多和/或排泄减少的因素时，均可导致高尿酸血症。

3. 高尿酸血症与痛风的预防

要预防痛风，前提是控制尿酸水平、预防高尿酸血症。痛风与高尿酸血症是与生活方式相关的疾病，与长期高热量饮食和大量酒精摄入密切相关。

第一，我们建议所有高尿酸血症与痛风患者保持健康的生活方式：控制体重、规律运动；限制酒精及高嘌呤、高脂、高热量食物的摄入；鼓励奶制品和新鲜蔬菜的摄入。

第二，除合并严重心、肾疾病的患者外，痛风与高尿酸血症患者均应坚持每日多喝水。我们推荐每日饮水量需达 2000 mL，以保证足够尿量，从而有利于尿酸排泄。

第三，要注意避免饮用富含果糖的饮料（例如果汁）和进食果糖含量较高的水果（例如荔枝、蜜瓜等）。我们推荐痛风与高尿酸血症患者食用果糖含量较少的水果，例如西瓜、草莓等。

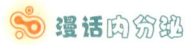

痛风石，不是"一刀切"就可根治的

何万辉　撰写

故事汇

发叔从小就嘴馋，面对各路美食的诱惑时，毫无"抵抗力"。未过不惑之年，发叔就多次痛风性关节炎发作。但发叔在每次关节炎缓解之后，总是"好了伤疤忘了疼"，继续胡吃海喝，并且从来没有规范地进行专科诊治。年近花甲，发叔双膝、双足已满布痛风石，其中几处皮肤还反复破溃，伤口持续不愈合。经过医生评估，发叔体内个别的痛风石已经邻近一些重要的神经，如果继续长大可引起神经受压，从而引起更严重后果。因此，发叔接受了一次手术治疗，切除了多处痛风石。

术口愈合、拆线后，发叔自以为把多年的痛风根治了，于是变本加厉地喝酒、大鱼大肉。不到2年，膝、踝、足趾等部位又重新长出了痛风石，而且关节的肿痛程度比以往严重得多，发叔连续吃止痛药一个星期都不能完全缓解疼痛。发叔再次来到医院就诊，医生告诉发叔，治疗痛风石不能单靠"一刀切"，必须配合长期、规范的尿酸管理。

第六章 解密"酸痛"

科普知识

1. 痛风石与难治性痛风

痛风石是一种以尿酸盐为核心、周围被上皮细胞等细胞包裹而形成的异物结节。痛风石常发生于关节软骨、关节周围组织、皮下组织、耳郭等部位。在未经降尿酸治疗的痛风患者当中,约有 70% 会在首发症状 20 年后出现痛风石。痛风石的形成,既是痛风自然病程的一个阶段,也是构成难治性痛风的要素之一。

难治性痛风的定义,在国内外暂未完全形成一致共识。中华医学会内分泌代谢学分会综合多项临床研究结果后,指出符合以下特征任意一项则可定义为难治性痛风:①单用或联用常规降尿酸药物足量、足疗程,但血尿酸仍 ≥ 360 μmol/L;②接受规范化治疗,每年痛风仍发作 ≥ 2 次;③存在多发性和 / 或进展性痛风石。

2. 痛风患者的尿酸管理

(1) 普通痛风患者的降尿酸治疗起始时机与尿酸控制目标

痛风患者,不存在合并症且痛风发作频率 < 1 次 / 年,当血尿酸水平 ≥ 480 μmol/L 时,开始接受降尿酸药物治疗;血尿酸水平应以 < 360 μmol/L 为宜。

(2) 特殊痛风患者的降尿酸治疗起始时机与尿酸控制目标

痛风患者,当存在以下情况中任意一项时,应执行更严格的尿酸管理标准:①痛风发作频率 ≥ 2 次 / 年;②痛风石;③慢性痛风性关节炎;④肾结石;⑤慢性肾脏病;⑥高血压;⑦糖尿病;⑧血脂异常;⑨脑卒中;⑩缺血性心脏病;⑪心力衰竭;⑫发病年龄 < 40 岁。

存在以上情况的痛风患者，应在血尿酸水平 ≥ 420 μmol/L 时，开始接受降尿酸药物治疗；血尿酸水平应以 < 300 μmol/L 为宜。

3. 无症状高尿酸血症患者的尿酸管理

（1）普通高尿酸血症患者的降尿酸治疗起始时机与尿酸控制目标

不存在合并症的高尿酸血症患者，当血尿酸水平 ≥ 540 μmol/L 时，需开始接受降尿酸药物治疗；血尿酸水平应以 < 420 μmol/L 为宜。

（2）特殊高尿酸血症患者的降尿酸治疗起始时机与尿酸控制目标

高尿酸血症患者，当存在以下情况中任意一项时，应执行更严格的尿酸管理标准：①高血压；②糖尿病；③血脂异常；④肥胖；⑤脑卒中；⑥冠心病；⑦心功能不全；⑧尿酸性肾病；⑨肾功能损害（eGFR < 90 mL/min）。

存在以上情况的高尿酸血症患者，应在血尿酸水平 ≥ 480 μmol/L 时，开始接受降尿酸药物治疗；血尿酸水平应以 < 360 μmol/L 为宜。

4. 痛风石治疗

痛风石患者经积极、规范治疗，血尿酸水平降至 300 μmol/L 以下且维持 6 个月以上，痛风石可逐渐溶解、缩小。当痛风石压迫神经、重要血管或破溃后伤口长期不能愈合时，则需要考虑进行手术切除。但手术后，患者仍须严格按照痛风患者的尿酸管理标准进行规范的药物治疗，以预防痛风石复发。

5. 降尿酸治疗的注意事项

（1）关节炎发作期间，能用降尿酸药物吗？

关节炎发作期间，能否使用降尿酸药物，要根据具体情况而定。如患者痛风性关节炎发作前未服用降尿酸药物，则应当在痛风受到控制后 2～4 周再开始使用降尿酸药物。如正在规范接受降尿酸药物治疗的患者，治疗期间出现痛风性关节炎急性发作，则不建议停用降尿酸药物。

（2）血尿酸水平是降得越低越好吗？

不是！尿酸是人体内天然的抗氧化剂。正常水平的尿酸具有重要的生理功能。当长期尿酸过低时，可能增加帕金森病等神经退行性疾病的发病风险。因此，血尿酸水平应维持不低于 180 μmol/L。

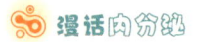

合理降尿酸，不是随便吃一片药的事

何万辉　撰写

 故事汇

原文再续，书接上回。

发叔经过医护的精心调护后，足部关节肿痛逐渐缓解。出院时，主管医生告知发叔当关节肿痛完全消退2周后，要及时开始使用降尿酸药物进行治疗；并且再三嘱咐1周后要在专科门诊复诊。

不出意外地，发叔那"好了伤疤忘了疼"的老毛病再次发作——门诊诊室里始终没出现过发叔的身影。1个多月后，发叔突然回来复诊了。医生见到发叔不禁吃了一惊：发叔头颈、四肢皮肤通红，进入诊室后，双手没停止过在身上搔抓。原来1周前，发叔已经开始出现皮疹和瘙痒，自己用过一些药膏涂擦后，完全无效。近2天，全身上下皮肤又痒又痛，导致发叔彻夜难眠。医生再追问，得知发叔上次出院后，嫌来医院复诊麻烦，所以大约10天前自行去药店买了"降尿酸药物"别嘌呤醇来服用。结果吃药几天后，发叔就开始出现皮肤瘙痒，而且越来越严重。得知此情，医生立即安排发叔再次住院。几天后一项检验报告送回来，发叔的"HLA-B*5801"检验结果阳性。至此，发叔的诊断可明确为别嘌呤醇引发的超敏反应。

幸好发现得早、及时停药，发叔接受规范治疗后，病情逐渐好转。

科普知识

1. 常用降尿酸药物

（1）抑制尿酸生成药物

目前在我国上市并广泛应用的抑制尿酸生成药物有两种：别嘌呤醇和非布司他。两者都是通过抑制黄嘌呤氧化酶的活性，从而抑制尿酸生成，均有良好的降尿酸效果，特别适合尿酸生成增多型高尿酸血症和痛风患者。

（2）促进尿酸排泄药物

目前在我国上市并广泛应用的促进尿酸排泄药物只有苯溴马隆。苯溴马隆通过抑制肾小管尿酸盐转运蛋白1的活性，从而抑制肾小管重吸收尿酸，以促进尿酸排泄，特别适合尿酸排泄减少的高尿酸血症和痛风患者。

2. 如何选择降尿酸药物？

选择降尿酸药物时，应综合考虑药物的适应证、禁忌证和高尿酸血症的分型。我们会根据患者24小时尿尿酸排泄量和肾脏尿酸排泄分数两个指标，将高尿酸血症分为四种类型：肾脏负荷过多型（又称为"尿酸生成增多型"）、尿酸排泄不良型、混合型、其他型。然后根据高尿酸血症的分型和药物的特性（适应证、禁忌证、不良反应等）选择不同的药物。提醒患者切勿盲目购买"听说有效的药物""别人用了有效的药物"。

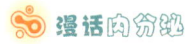

3. 使用降尿酸药物的注意事项

(1) 别嘌呤醇

别嘌呤醇的主要不良反应是超敏反应。这种不良反应的发生与 *HLA-B*5801* 基因存在明显相关性。因此,在使用别嘌呤醇前,应尽量进行 *HLA-B*5801* 检测,一旦结果阳性则禁止使用别嘌呤醇。此外,别嘌呤醇应当根据患者的肾功能水平调整剂量。当患者 eGFR < 60 mL/min 时,应减量使用;当患者 eGFR < 15 mL/min 时,应禁止使用。

(2) 非布司他

非布司他可能存在潜在的心血管风险。因此,在合并心脑血管疾病的老年人中,应谨慎使用非布司他。此外,非布司他应当根据患者的肾功能水平调整剂量。当患者 eGFR < 30 mL/min 时,应减量使用。

(3) 苯溴马隆

当患者存在以下情况中任意一项时,不适合使用苯溴马隆:①肾脏负荷过多型患者;②有肾结石或肾结石高危风险的患者;③慢性肝病患者;④ eGFR < 20 mL/min 的患者。

患者在服用苯溴马隆片期间,需注意大量饮水,使每日尿量维持在 2000 mL 以上,以确保疗效和避免尿酸沉积在泌尿道。此外,当患者尿液 pH < 6.0 时,应注意适当用药碱化尿液。患者晨尿 pH 在 6.2 ~ 6.9 为宜。

痛风患者，请对高嘌呤食物、含果糖食物说"不"

何万辉　撰写

痛风是一种因尿酸盐结晶异常沉积导致的疾病，具体可表现为痛风性关节炎、痛风石沉积、痛风性肾病。高尿酸血症是导致痛风的根本原因，也是导致冠心病、脑卒中的独立危险因素。高尿酸血症的原因是嘌呤代谢长期紊乱。因此，日常生活中避免进食富含嘌呤的食物是控制高尿酸血症和痛风的基础。

富含嘌呤的食物包括黄豆等豆类、紫菜、香菇、动物内脏、沙丁鱼等海鱼、各种虾和贝壳类水产、鱼卵、蟹黄、浓汤汁、各种酒类（尤其啤酒、黄酒）等。广大饱受痛风性关节炎煎熬的朋友们，对于这些食物早就避之不及了。但是，可能会有部分患者及其亲友忽略了可以导致血尿酸升高、痛风发作的另一个重要因素——果糖。

果糖是一种单糖，是葡萄糖的同分异构体，广泛存在于各种水果、蜂蜜中，甜度比葡萄糖高。果糖在体内代谢、转化的过程中，身体会消耗大量三磷酸腺苷（ATP）。ATP被消耗后会经过一系列的降解，最终分解成为尿酸。因此大量的果糖摄入，最终可导致体内尿酸升高，从而导致高尿酸血症，诱发痛风。

因此，受到痛风困扰或存在高尿酸血症的朋友，不但要注意避免进食高嘌呤食物，还需注意避免进食富含果糖的食物。我们已知果糖主要存在于各种水果和蜂蜜中。因此甜度越高的水果，果糖含量往往越高，如荔枝的果糖含量可以高达 81%。另外，由于果糖甜度比葡萄糖高、口感好，所以很多调味料、酱料（如沙拉酱、番茄酱等）都往往会加入果糖以获得更好的口感、风味。所以患有痛风的朋友也要慎重食用蜂蜜、各式糖果、果汁、调味料和酱料。

第六章 解密"酸痛"

不忌口成千古恨，吃错水果反伤身

何万辉 撰写

"医生，我能吃水果吗？"
"医生，我能吃哪些水果呢？"
"医生，有哪些水果我不能吃呢？"
…………

每逢夏秋季节，各类鲜果先后上市时，这类问题就会在内分泌科病房里、诊室里反复出现。随着生活水平提高，物质，尤其是食物的品种日益丰盛，水果在当下或许已成为我们日常必备的食物之一。在内分泌科患者中，几乎全部都存在各种各样、或轻或重的营养代谢问题。控制饮食是妥善解决营养代谢异常的根基所在，更是内分泌科患者必须严格遵守的"生存法则"。能不能吃水果、哪些水果能吃、哪些水果不能吃，这些问题不仅仅困扰着糖尿病患者及其家人，高尿酸血症与痛风、甲状腺功能亢进等新陈代谢性疾病、内分泌疾病患者也应当关注。

在回答什么水果能吃、什么水果不能吃之前，我们首先需要了解不同食物，尤其是不同水果的含糖量。常见水果种类及其含糖量、升糖指数见表 6-1。

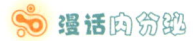

表 6-1 黄瓜、西红柿和常见水果的含糖量、升糖指数对照表

品种	含糖量/（g/100 g）	升糖指数	品种	含糖量/（g/100 g）	升糖指数
黄瓜/青瓜	2.2	<15	西红柿	2.4	<15
西瓜	5.5～7.9	72	草莓	6.0	32～40
柚	9.1	25	火龙果	11.3	25
杏	7.5	31	李	7.8	24
苹果	6.7～13.7	36～42	桃	4.6～12.8	28～56
阳桃	6.2	42	梨	5.3～11.6	36～50
樱桃	9.9	22	木瓜	6.2	30
猕猴桃	11.9	52	柑橘	8.9～9.7	43
杧果	7.0	55	橙	10.5	43
葡萄	8.5～9.3	43～56	葡萄干	81.8	64
生香蕉	19	30	（熟）芭蕉/香蕉	20.8	53
番石榴	8.3～10.3	31～51	香瓜	5.8	56
柿子	17.1	37	哈密瓜	7.7	64～74
山楂	22.0	50	菠萝	10	66
荔枝	16.1	48～56	龙眼	16.2	53
鲜枣	28.6	>90	榴梿	15～28	44～54

注：水果作为农作物，易受品种、产地、季节、培育条件、储存条件、成熟程度等因素影响，营养成分会有所不同，含糖量存在差异。因此以上数据仅供参考。

以上数据源自《糖尿病饮食治疗学》（刘志民、石勇铨主编，上海第二军医大学出版社，2009 年）、《实用糖尿病学》（迟家敏主编，人民卫生出版社，2013 年）。

从表 6-1 中可以看到，不同水果含糖量之间有较大差异，部分水果受不同品种、产地等因素影响，含糖量差异较大（如苹果、梨、桃）。含糖量越高的食物，对人体血糖带来的影响就越大，相信这点大家都能够理解。那么"升糖指数"又是什么呢？根据世界卫生组织给出的定义，升糖指数是指含 50 g 有效糖的试验食物的血糖应答面积与含有 50 g 葡萄糖的血糖应答面积之比。相信大家会对这句充斥着术语的晦涩句子感到一头雾水。首先我们知道，人进食葡萄糖以后，葡萄糖会被吸收进入血液循环。所以，我们把进食葡萄糖以后血液中葡萄糖（就是血糖）的变化数值设定为 100，然后把进食不同食物后产生的血糖变化与进食葡萄糖相比，得到的数值就是升糖指数。简单地理解，升糖指数是反映进食不同食物之后 2 小时内血糖变化的速度和幅度的指标。食物的升糖指数越高，代表这种食物对人体血糖的影响越接近葡萄糖，也就是对升高血糖的作用越强；反之，升糖指数越低，代表这种食物对人体血糖的影响越比不上葡萄糖，也就是对升高血糖的作用越弱。

理解了上面的一些基础理论知识后，我们接下来就跟大家逐一探讨如何选择水果、如何吃水果。针对不同疾病，我们对吃水果的要求和技巧都有所差异。

1. 糖尿病

首先要强调的是，糖友在血糖不稳定，尤其是血糖持续处于高出目标控制范围时，绝对禁止进食水果。因为进食水果必然带来血糖的进一步升高，从而让糖尿病病情恶化。糖友在进食水果之前，请务必征求专科医生意见。

对于广大糖友来说，选择水果时，首先应该选择含糖量低的水果，然后在含糖量低的水果中再挑选升糖指数较低的。举个例子，让我们的目光回到表 6-1。在表格中，含糖量在 10 g 以下的水果包括草莓、西瓜、哈密瓜、樱桃、阳桃、部分品种的苹果与桃等；在这些水果中，升糖指数低于 55 的有樱桃、草莓、阳桃、部分品种的苹果与桃，升糖指数大于 55 的有哈密瓜、西瓜等。因此，对于糖友而言，草莓、阳桃、樱桃、部分品种的苹果与桃（主要是未完全熟透、甜度较低的）是首选品种，在血糖控制平稳的前提下可少量进食。一般情况下，糖友每天进食水果的重量应该低于 150 g。

具体而言，糖友应该如何选择水果呢？

（1）优先选择

优先选择含糖量较低、升糖指数也较低的水果，包括李、杏、部分品种的番石榴（生、未熟透）、草莓、柑橘、木瓜、阳桃、部分品种的桃、部分品种的苹果、部分品种的梨。另外黄瓜/青瓜、西红柿（可被当作水果食用的蔬菜）的含糖量和升糖指数都低，也是一种绝佳的选择。

（2）少量选择

含糖量较低、升糖指数较高的水果，如西瓜、哈密瓜、香瓜、部分品种的桃、部分品种的苹果、部分品种的梨。糖友虽可少量进食，但务必注意分量。进食这些水果后，短时间内会造成血糖较大幅度的上升（升糖指数高），但幸好果肉中含糖量较低，其造成的血糖升高也比较容易降下来。

（3）谨慎选择

含糖量较高、升糖指数较低的水果，糖友应谨慎选择，如柚子、火龙果、樱桃、橙子、猕猴桃（未熟透）、柿子，如果进食也需要严格控制分量。在进食这些水果后血糖短时间内不会迅速、大幅度升高（升糖指数不高），但由于果肉中含糖量较高，因而对血糖的影响会持续较长时间。

(4)不可选择

含糖量较高、升糖指数也高的水果，不推荐糖友选择，如荔枝、龙眼、榴梿、香蕉/芭蕉、山楂、部分品种的桃。在进食这些水果后血糖会较迅速、较大幅度升高（升糖指数高），而且由于果肉中含糖量较高，对血糖的影响会持续较长时间。

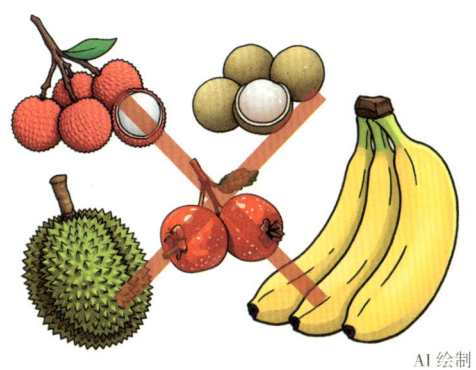

AI 绘制

需要重点提醒的是，这里的 150 g 水果是指水果的全体，而不是仅指果肉。例如，150 g 的桃，是指一整个桃（没削皮、带桃核）的重量，而绝对不是削皮、丢核后的 150 g 桃肉！

在各种水果中，有一种对糖友身体影响特别大的水果，那就是荔枝，请糖友注意。

2. 高尿酸血症与痛风

高尿酸血症与痛风都是尿酸代谢紊乱所引起的疾病，两者在饮食控制上都有共同的"敌人"——嘌呤。但从成分来看，蔬菜水果的嘌呤含量都非常低，属于低嘌呤食物。从限制嘌呤摄入的目标出发，水果和蔬菜都不应出现在受限制的名单中。但是，个别水果依

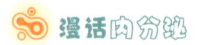

然会给患者带来升高血尿酸水平的影响，因而仍需要加以限制。这类水果主要是果糖含量比较高的种类，通常口感甜度很好。其中又以荔枝、哈密瓜等甜度尤其高的水果为代表。

3. 甲状腺功能亢进

甲状腺功能亢进（简称"甲亢"）是甲状腺发生病变，产生过多甲状腺激素，导致相关组织器官功能紊乱的疾病。甲亢患者首先需要接受低碘饮食或无碘饮食。从含碘量来看，水果是含碘量极低的食物，跟甲亢之间貌似是"八竿子打不着"的关系。但是个别甲亢患者不恰当地吃水果仍有可能带来大麻烦。

水果，尤其是甜度高的水果，含糖量必然较高。吃大量水果，尤其是吃大量甜度高的水果后，果肉中的葡萄糖被人体吸收进入血液循环，这时人体就会分泌大量胰岛素来维持体内血糖水平的平稳。胰岛素除了调控葡萄糖、蛋白质、脂肪的新陈代谢之外，还具有调控细胞内外电解质分布的作用。具体而言，胰岛素能让细胞外的钾离子转移到细胞内。所以当大量胰岛素分泌、释放进入血液循环时，人体血液中的钾离子会受到胰岛素的作用而转移进入细胞内，从而导致血液中钾离子浓度下降，严重时可诱发低钾血症。而甲亢患者发生低钾血症时就会表现出周期性瘫痪（轻者仅感到乏力，重者可表现为全身麻痹、瘫痪，最严重时可诱发恶性心律失常而对生命构成威胁）。在亚洲人群中，青壮年男性甲亢患者尤其容易发生低钾血症而诱发周期性瘫痪。因此，甲亢患者在病情未控制平稳时，不适宜大量进食水果；在各种原因导致大量出汗（如重体力劳动、剧烈运动、发热后的退热过程中）时也不应大量进食水果，以免发生低钾血症而诱发周期性瘫痪。

4. 个别水果可能影响某些药物的药性

细胞色素 P450 系列酶（CYP450）是一种存在于人体肝脏细胞中，广泛参与各种化学物质代谢的酶。目前许多在临床上广泛运用的药物都会经过 CYP450 代谢。具体而言，有些药物需要经过 CYP450 的"激活"而发挥药效，如氯吡格雷；而更多药物需要经过 CYP450 的"灭活"、降解从而排出体外。如阿托伐他汀钙等。在广大水果家族中，柚（尤其是葡萄柚，又称"西柚"）有一种"特异功能"——抑制 CYP450 的活性，尤其是抑制 CYP450-3A4 的活性。这样一来，会对很多药物的药性造成干扰。因为 CYP450 的活性被抑制，既可造成部分药物不能被"激活"而导致治疗作用降低，又可造成部分药物不能被"降解"而在体内积蓄，最终诱发不良反应。所以，对于有各种慢性疾病需要长期服药的患者来说，在吃柚（尤其是葡萄柚）之前务必先咨询主诊医生或符合资质的执业药师的意见。

参考文献

[1] 林果为，王吉耀，葛均波. 实用内科学 [M]. 15 版. 北京：人民卫生出版社，2017.

[2] 中华医学会儿科学分会内分泌遗传代谢学组，中华儿科杂志编辑委员会. 中国儿童 1 型糖尿病标准化诊断与治疗专家共识（2020 版）[J]. 中华儿科杂志，2020，58（6）：447-454.

[3] 中华医学会糖尿病分会. 中国 2 型糖尿病防治指南（2020 版）[J]. 中华糖尿病杂志，2021，13（4）：317-411.

[4] 中国医师协会内分泌代谢科医生分会，国家代谢性疾病临床医学研究中心. 糖尿病分型诊断中国专家共识 [J]. 中华糖尿病杂志，2022，14（2）：120-139.

[5] 王吉耀. 内科学 [M]. 北京：人民卫生出版社，2005.

[6] 迟家敏. 实用糖尿病学 [M]. 3 版. 北京：人民卫生出版社，2013.

[7] 中华医学会糖尿病分会神经并发症学组. 糖尿病神经病变诊治专家共识（2021 年版）[J]. 中华糖尿病杂志，2021，13（6）：540-557.

[8] 中华医学会糖尿病学分会. 中国高血糖危象诊断与治疗指南 [J]. 中华糖尿病杂志，2013，5（8）：449-461.

[9] 国家老年医学中心，中华医学会老年医学分会，中国老年保健协会糖尿病专业委员会. 中国老年糖尿病诊疗指南（2021 年版）[J]. 中华糖尿病杂志，2021，13（1）：14-46.

[10] 中华医学会糖尿病学分会微血管并发症学组. 中国糖尿病肾脏病防治指南（2021 年版）[J]. 中华糖尿病杂志，2021，13（8）：762-784.

[11] 中华医学会糖尿病学分会微血管并发症学组. 中国糖尿病肾脏疾病防

治临床指南 [J]. 中华糖尿病杂志, 2019, 11 (1): 15-28.

[12] 中华医学会糖尿病学分会, 中华医学会内分泌学分会. 中国成人 2 型糖尿病合并心肾疾病患者降糖药物临床应用专家共识 [J]. 中华糖尿病杂志, 2020, 12 (6): 369-381.

[13] 中国医师协会内分泌代谢科医师分会. 2 型糖尿病合并慢性肾脏病患者口服降糖药治疗中国专家共识（2019 年更新版）[J]. 中华内分泌代谢杂志, 2019, 35 (6): 447-454.

[14] 中华医学会糖尿病学分会, 中华医学会感染病学分会, 中华医学会组织修复与再生分会. 中国糖尿病足防治指南（2019 版）（Ⅰ）[J]. 中华糖尿病杂志, 2019, 11 (2): 92-108.

[15] 国家卫生健康委员会能力建设和继续教育中心, 孙艺红, 陈康, 等. 糖尿病患者合并心血管疾病诊治专家共识 [J]. 中华内科杂志, 2021, 60 (5): 421-437.

[16] 中华医学会糖尿病学分会, 中华医学会感染病学分会, 中华医学会组织修复与再生分会. 中国糖尿病足防治指南（2019 版）（Ⅱ）[J]. 中华糖尿病杂志, 2019, 11 (3): 161-189.

[17] 中国医疗保健国际交流促进会糖尿病足病分会. 中国糖尿病足诊治指南 [J]. 中华医学杂志, 2017, 97 (4): 251-258.

[18] 中华医学会糖尿病学分会, 中华医学会感染病学分会, 中华医学会组织修复与再生分会. 中国糖尿病足防治指南（2019 版）（Ⅲ）[J]. 中华糖尿病杂志, 2019, 11 (4): 238-247.

[19] 中华医学会糖尿病学分会. 中国血糖监测临床应用指南（2021 年版）[J]. 中华糖尿病杂志, 2021, 13 (10): 936-948.

[20] 中国高血压防治指南修订委员会, 高血压联盟（中国）, 中华医学会心血管病学分会, 等. 中国高血压防治指南（2018 年修订版）[J]. 中

国心血管杂志，2019，24（1）：24-56.

[21] 中华医学会糖尿病学分会.中国糖尿病运动治疗指南[M].北京：中华医学电子音像出版社，2012.

[22] 刘志民，石勇铨.糖尿病饮食治疗学[M].上海：上海第二军医大学出版社，2009年.

[23] 中华医学会糖尿病学分会，中国医师协会内分泌代谢科医师分会，中华医学会内分泌学分会，等.中国1型糖尿病诊治指南（2021版）[J].中华糖尿病杂志，2022，14（11）：1143-1250.

[24] KANALEY J A，COLBERG S R，CORCORAN M H，et al.Exercise/physical activity in individuals with type 2 diabetes：a consensus statement from the American college of sports medicine[J].Medicine & science in sports & exercise，2022，54（2）：353-368.

[25] 张通，赵军，白玉龙，等.中国脑血管病临床管理指南（节选版）：卒中康复管理[J].中国卒中杂志，2019，14（8）：823-831.

[26] 中华医学会外科学分会血管外科学组.下肢动脉硬化闭塞症诊治指南[J].中华医学杂志，2015，95（24）：1883-1896.

[27] 中国人民解放军总医院内分泌科，中国人民解放军总医院老年内分泌科，北京大学人民医院内分泌科，等.二甲双胍临床应用专家共识（2018年版）[J].中国糖尿病杂志，2019，27（3）：161-173.

[28] 中华医学会内分泌学分会.中国成人2型糖尿病胰岛素促泌剂应用的专家共识[J].中华内分泌代谢杂志，2012，28（4）：261-265.

[29] 中华医学会糖尿病学分会，中华医学会内分泌学分会.中国成人2型糖尿病患者糖化血红蛋白控制目标及达标策略专家共识[J].中华糖尿病杂志，2020，12（1）：1-12.

[30] 中华医学会内分泌学分会，中国医师协会内分泌代谢科医师分会，

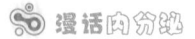

中华医学会核医学分会，等.中国甲状腺功能亢进症和其他原因所致甲状腺毒症诊治指南[J].中华内分泌代谢杂志，2022，38（8）：700-748.

[31] 中华医学会内分泌学分会.中国高尿酸血症与痛风诊疗指南（2019版）[J].中华内分泌代谢杂志，2020，36（1）：1-13.

[32] 徐东，朱小霞，邹和建，等.痛风诊疗规范[J].中华内科杂志，2023，62（9）：1086-1076.

[33] 高尿酸血症相关疾病诊疗多学科共识专家组.中国高尿酸血症相关疾病诊疗多学科专家共识[J].中华内科杂志，2017，56（3）：235-248.